Punktionen und Injektionen
in der Rheumatologie

Hanns Kaiser, Hans J. Hatz

Punktionen und Injektionen in der Rheumatologie

240 überwiegend vierfarbige Abbildungen
10 Tabellen

Ferdinand Enke Verlag Stuttgart 1996

Professor Dr. med. Hanns Kaiser
Internist – Rheumatologe
ehem. Chefarzt der I. Med. Klinik
Zentralklinikum Augsburg

Dr. med. Hans J. Hatz
Internist – Rheumatologe
Chefarzt der II. Med. Abteilung
Krankenhaus Neuwittelsbach München

Die Deutsche Bibliothek – CIP-Einheitsaufnahme

Kaiser, Hanns:
Punktionen und Injektionen in der Rheumatologie: 10 Tabellen /
Hanns Kaiser ; Hans J. Hatz. – Stuttgart : Enke, 1996
ISBN 3-432-26471-2
NE: Hatz, Hans J.:

Wichtiger Hinweis

Wie jede Wissenschaft ist die Medizin ständigen Entwicklungen unterworfen. Forschung und klinische Erfahrung erweitern unsere Erkenntnisse, insbesondere was Behandlung und medikamentöse Therapie anbelangt. Soweit in diesem Werk eine Dosierung oder eine Applikation erwähnt wird, darf der Leser zwar darauf vertrauen, daß Autoren, Herausgeber und Verlag große Sorgfalt darauf verwandt haben, daß diese Angabe dem **Wissensstand bei Fertigstellung des Werkes** entspricht.

Für Angaben über Dosierungsanweisungen und Applikationsformen kann vom Verlag jedoch keine Gewähr übernommen werden. **Jeder Benutzer ist angehalten,** durch sorgfältige Prüfung der Beipackzettel der verwendeten Präparate und gegebenenfalls durch Konsultation eines Spezialisten festzustellen, ob die dort gegebene Empfehlung für Dosierungen oder die Beachtung von Kontraindikationen gegenüber der Angabe in diesem Buch abweicht. Eine solche Prüfung ist besonders wichtig bei selten verwendeten Präparaten oder solchen, die neu auf den Markt gebracht worden sind. **Jede Dosierung oder Applikation erfolgt auf eigene Gefahr des Benutzers**. Autoren und Verlag appellieren an jeden Benutzer, ihm etwa auffallende Ungenauigkeiten dem Verlag mitzuteilen.

Geschützte Warennamen (Warenzeichen®) werden **nicht immer** besonders kenntlich gemacht. Aus dem Fehlen eines solchen Hinweises kann also nicht geschlossen werden, daß es sich um einen freien Warennamen handelt.

Umschlaggestaltung: Schlotterer und Partner, D-80469 München
Satz und Druck: Druckhaus Götz GmbH, D-71636 Ludwigsburg
Filmsatz 9/10 Times, CCS-Textline (Linotronic 630)

5 4 3 2 1

Vorwort

Das vorliegende Buch geht auf eine erste Darstellung der damals noch wenig verbreiteten intraartikulären Injektionen aus dem Jahre 1957 sowie eine Reihe von Folgepublikationen zurück.

In den letzten Jahren hat sich auf diesem Gebiet sehr vieles verändert. Deshalb mußte die Darstellung der Punktionen und Injektionen in der Rheumatologie in Text und Bildmaterial völlig neu bearbeitet werden. Die sonographische Untersuchung ließ die Diagnostik sicherer und die Punktionen risikoärmer werden. Neue Punktionstechniken wurden entwickelt; auch die Gerätschaft hat sich gewandelt. Die Bedürfnisse der Asepsis in der Sprechstunde wurden wissenschaftlich erarbeitet. Die Analysen von Ergüssen sind erweitert worden. Die Kenntnisse der Pharmakokinetik der Corticoide führten dazu, daß man heute bessere und längere Wirkungen bei geringerem Risiko erzielen kann. Die Radiosynoviorthese hat einen gesicherten Platz gefunden. Früher viel verwendete Pharmaka sind vom Markt genommen worden, andere sind dazugekommen.

Altbekannte Techniken haben wir relativ knapp, neuere, seltene und schwierige dagegen ausführlicher beschrieben.

Auf die Darstellung der sonographischen Technik glaubten wir nicht verzichten zu können, da ihr Einsatz vor vielen Punktionen und Injektionen obligatorisch ist.

Schließlich haben wir, wo es uns nötig erschien, kurze klinische und differentialdiagnostische Hinweise angebracht.

Wir hoffen, daß es uns gelungen ist, alles so darzustellen, daß die Praktiken und Techniken ohne Schwierigkeiten in der täglichen Praxis eingesetzt werden können.

Zu danken haben wir Herrn Prof. Dr. *E. Genth*, Aachen, der uns aus seiner Sammlung die Kristallbilder überlassen hat. Herrn Dr. *A. Bernau*, Tübingen, der viele grundlegende Untersuchungen über Asepsis, Vorbereitung und Praxis der Gelenkpunktionen durchgeführt hat, danken wir, daß er das einschlägige Kapitel durchgesehen und uns Anregungen gegeben hat. Die vielen Fotos haben Herr *P. Krischok*, München und Sr. *M. Columbiera*, München angefertigt, wofür wir Ihnen sehr zu Dank verpflichtet sind. Danken möchten wir auch Herrn Dr. *A. Stein*, München, der bei vielen Punktionen mitgeholfen hat.

Unser ganz besonderer Dank gilt Herrn Dr. *F. Kraemer* vom Enke Verlag, der uns nicht nur ein kompetenter Berater war, sondern der sich auch mit sehr viel Mühe um die Anpassung der vielen Zeichnungen und Graphiken an die Fotos und an den Text gekümmert hat.

Augsburg und München, im Herbst 1995
H. Kaiser und *H. J. Hatz*

Inhalt

Rechtliche Probleme bei Punktionen und Injektionen

Jede Punktion oder Injektion erfüllt den Tatbestand der Körperverletzung bzw. der Verletzung der körperlichen Integrität (Art. 2, Abs. 2, Grundgesetz). Das gilt auch, wenn der Eingriff aus heilender Absicht erfolgt, lege artis und mit Erfolg durchgeführt wird und objektiv als Heilmaßnahme anerkannt ist.

Der Eingriff ist nur dann nicht rechtswidrig, wenn er mit Einwilligung des Patienten geschieht. Aber auch diese Einwilligung ist nur dann rechtswirksam, wenn der Patient zuvor ausreichend aufgeklärt worden ist. Heute geht es in der Mehrzahl der Prozesse gegen Ärzte um fehlende oder mangelhafte Aufklärung. Dabei trägt in jedem Falle der Arzt die Beweislast der erfolgten Aufklärung. Aus dieser rechtlichen Situation ergeben sich für Punktionen und Injektionen in der Rheumatologie eine Reihe von wichtigen Konsequenzen:

- Der Patient muß aufgeklärt werden über die Art der bei ihm vorliegenden Krankheit und deren voraussichtliche Entwicklung
- Er muß darüber informiert werden, warum die vorgesehene Punktion bzw. Injektion durchgeführt werden soll und welche unmittelbaren und mittelbaren Auswirkungen der Eingriff hat
- Dabei müssen speziell die Risiken der Punktion bzw. Injektion ausführlich angesprochen werden, aber auch die Risiken, wenn der vorgesehene Eingriff nicht durchgeführt wird
- Die Aufklärung muß um so ausführlicher geschehen, je weniger dringlich der Eingriff ist
- Bei ambulanten Eingriffen müssen auch die persönlichen Möglichkeiten der Selbstüberwachung des Patienten im häuslichen Milieu angesprochen werden
- Der Patient muß ausreichend Gelegenheit haben, das Für und Wider des geplanten Eingriffs abzuwägen; letztlich ist es **seine** Entscheidung, ob die Punktion bzw. Injektion durchgeführt wird oder nicht
- Bei Minderjährigen müssen die Erziehungsberechtigten ihr Einverständnis geben
- Die erfolgte Aufklärung und das Einverständnis des Patienten müssen dokumentiert werden
  - Bei ausschließlicher Gelenkpunktion genügt die mündliche Aufklärung und Einverständniserklärung in Anwesenheit eines Zeugen (Schwester, Helferin) mit Eintragung im Krankenblatt bzw. der Karteikarte
  - Bei Injektion eines Pharmakons, die ja ein höheres Risiko bedeutet, empfiehlt es sich, vom Patienten die Aufklärung und seine Einverständniserklärung schriftlich geben zu lassen. Viele Kliniken haben dafür eigene Formulare. Der Perimed-Compliance-Verlag, Erlangen, bietet entsprechende Vordrucke an. Die schriftliche Information entbindet aber nicht vom persönlichen Gespräch zwischen Arzt und Patient
  - Für die Injektion eines Radionuklides haben alle nuklearmedizinischen Abteilungen ein eigenes Informationsblatt in Kombination mit einer Einverständniserklärung (ähnlich wie sie heute für jede Form der Narkose oder eines chirurgischen Eingriffs üblich sind)
- Von diesen gesetzlich festgelegten Regeln der Aufklärung und Einverständniserklärung darf nur dann abgewichen werden, wenn ein übergesetzlicher Notstand besteht und die vorgesehene Behandlung das einzige Mittel ist, ein höherwertiges Rechtsgut (in diesem Falle: das Leben) zu schützen. Dieser Fall kann in der Rheumatologie wohl nur eintreten bei einer septischen Arthritis mit bedrohlichem Schockzustand
- Bei ambulanter Punktion bzw. Injektion gebe man dem Patienten schriftlich einen präzisen Nachschautermin an
- Eine Reihe von Ärzten überreicht dem Patienten nach der Injektion ihre private Telefonnummer, so daß der Patient im Notfall seinen Arzt auch nachts, am Mittwochnachmittag oder am Wochenende erreichen kann

Gelenk- und Weichteilsonographie

Die sonographische Untersuchung ist zur Diagnosesicherung bei Erkrankungen des Bewegungsapparates unverzichtbar geworden und gehört zur Routine des rheumatologisch tätigen Arztes. Der große Vorteil der Methode liegt darin, daß es sich um eine nicht-invasive Untersuchung handelt, die den Patienten weder belästigt noch belastet und die jederzeit wiederholbar ist.

In vielen Fällen ist die Sonographie auch zur genauen Lokalisation von Ergüssen und Weichteilprozessen vor einer Punktion oder Injektion erforderlich. Deshalb wird diese Untersuchungsmethode hier dargestellt.

Der Untersucher muß genaue Kenntnis der topographischen Anatomie von Knochen, Gelenken und Muskeln besitzen und spezielle Erfahrungen mit der sonographischen Untersuchung des Bewegungsapparates erwerben. Zur kassenärztlichen Abrechnung muß der Erwerb der fachlichen Befähigung speziell für den Bewegungsapparat nachgewiesen werden.

Aus forensischen und abrechnungstechnischen Gründen ist eine Dokumentation der Sonographie erforderlich. Sie kann mittels Polaroidaufnahme , über Multiformatkameras auf Röntgenbildfolie, über Fotokopie des Standbildes oder auch via Videobandaufzeichnung erfolgen.

Untersuchung artikulärer Strukturen

Durch Arthrosonographie können entzündliche Synovialproliferationen, Synovialhypertrophie mit Zottenbildung, Pannusbildung und zystische Gelenkveränderungen erkannt werden. Am wichtigsten sind Nachweis und genaue Lokalisation von Ergüssen vor Gelenkpunktion, die ab einem Volumen von 1,0–1,5 ml sichtbar werden.

Sehr gut lassen sich Hüft-, Knie-, obere und untere Sprunggelenke, Schulter-, Ellenbogen- und proximale Handgelenke darstellen. Bei Hüft- und Schultergelenken erlaubt die Sonographie als einzige nichtinvasive (statt Arthrographie) und kostengünstige (statt Kernspintomographie) Methode eine Gelenkinnenraumdarstellung.

Für die tägliche Praxis weniger geeignet ist die Untersuchung der Finger- und Zehengelenke. Ungeeignet ist die Sonographie für die Iliosakralgelenke und die kleinen Wirbelgelenke.

Untersuchung extraartikulärer Strukturen

Mittels Sonographie können entzündliche Sehnenscheidenveränderungen und Bursitiden gut dargestellt werden. Auch kann man in vielen Fällen Sehnenrupturen, speziell im Schulterbereich, und Tendinitiden erkennen. Nachweisbar sind auch gelenknahe Verkalkungen sowie Muskelatrophien. Entzündliche Muskelveränderungen sind dagegen nicht sicher zu diagnostizieren.

Gerätschaft

Für die sonographische Untersuchung des Bewegungsapparates werden heute überwiegend Schallköpfe mit hoher Schallfrequenz (5–7,5 mHz) verwendet. Sie werden deshalb auch bei den Abbildungen in diesem Buch angewandt. Wenn bei einzelnen Gelenkregionen andere Schallköpfe günstiger sind, wird dies angemerkt. Im übrigen ist damit zu rechnen, daß demnächst auch Schallköpfe mit 10 und 15 MHz herauskommen. Sie haben eine bessere Auflösung und erlauben auch eine Untersuchung kleiner oder flächiger Gelenke, z. B. an den Fingern.

Vorlaufstrecken (Wasservorlauf oder Kunststoffpolster) erlauben eine Angleichung an die unregelmäßigen Oberflächen der zu untersuchenden Gelenke. Je nach Gelenkregion müssen am Sonographiegerät Veränderungen der Bildqualität (Tiefenausgleich, Helligkeitsregelung und Verstärkung) vor Beurteilung der Befunde vorgenommen werden.

Mittels eines besonderen Punktionsschallkopfes ist eine sonographisch gesteuerte Punktion möglich, ähnlich wie bei der Leber- und Pankreaspunktion.

Untersuchungstechnik der wichtigsten Körperregionen

Nachfolgend werden nur die wichtigsten sonographischen Schnittebenen im Rahmen der Vorbereitung für eine Punktion bzw. Injektion beschrieben. Dabei werden auch die anatomischen Strukturen und Beurteilungskriterien für einen zu punktierenden Erguß dargestellt. Für eine eingehende Beschreibung der Arthrosonographie sei auf die entsprechenden Lehrbücher verwiesen.

Schultergelenksregion

Schallkopf
- 5-MHz ausreichend, 7,5-MHz, wenn möglich
- Vorlaufstrecke wünschenswert
- Linearschallkopf.

Da Röntgenuntersuchungen bei der Beurteilung der Schulterregion meist von eingeschränktem Wert sind und die Sonographie in diesem Bereich wichtige differentialdiagnostische Erkenntnisse bringt, ist eine ausgiebige sonographische Untersuchung vor Punktion erforderlich.

Drei Regionen werden untersucht: Ventral, dorsal und lateral des Schultergelenks. Dabei wird die Region immer in zwei Schnittebenen (horizontal und vertikal) dargestellt. Hinzu kommt die Untersuchung der axillären Region.

Dynamische Untersuchung: Im Vergleich zu anderen Gelenksregionen ist die funktionelle Beurteilung im Schultergelenk von besonderer Bedeutung. Deshalb sind folgende anatomische Grundkenntnisse für die Untersuchung Voraussetzung:
- Der wichtigste Außenrotator des Schultergelenkes ist der M. infraspinatus.
- Der wichtigste Innenrotator des Schultergelenkes ist der M. subscapularis.
- Von 0 bis 90° abduziert das Schultergelenk hauptsächlich der M. deltiodeus, von 80–120° der M. supraspinatus und darüberhinaus die Rotatorenmuskulatur der kontralateralen Wirbelsäulenabschnitte.
- Der M. subscapularis setzt am Tuberculum minus, die Mm. supra- und infraspinatus sowie der M. teres minor am Tuberculum majus an.
- In der Bizepssehnenrinne verläuft die lange Bizepssehne, die am Tuberculum supraglenoidale des Schulterblattes entspringt und von oben durch das Gelenk verläuft.

Es können Veränderungen an Weichteilstrukturen wie Gelenkhaut (Synovialmembran), Muskulatur, Sehnen, Sehnenscheiden und Bursen erkannt und der Punktionsort genau lokalisiert werden. Die Rotatorenmanschette (Muskelanteile und Sehnen von Mm. subscapularis, infaspinatus, supraspinatus und Teile der langen Bizepssehne) lassen sich als Reifen über dem Humeruskopf gut erkennen. Darüber liegen die Bursen (Bursa subacromialis und die Bursa subdeltoidea); Gelenkergüsse finden sich meist darunter. Normalerweise sind die Bursen nicht mit dem Gelenkraum verbunden, andernfalls besteht Verdacht auf Rotatorenmanschettenruptur. Die Bursa subcoracoidea ist dagegen normalerweise mit dem Gelenkraum verbunden.

Ventrale (korakoakromiale) Schulterregion

Lagerung:
Der Patient sitzt seitlich auf der Untersuchungsliege, legt den Unterarm im Ellenbogen gebeugt auf den Oberschenkel und abduziert die Schulter um ca. 30°.

Der Untersucher sitzt neben dem Patienten auf der Untersuchungsliege, besser noch auf einem etwas erhöhtem Stuhl.

Schallkopfposition:
Der Schallkopf wird horizontal und vertikal zwischen Proc. coracoideus und Oberarmkopf bewegt.

Untersuchungsgang:
Man läßt den Patienten eine Faust mit gestrecktem Daumen machen und gibt dann bei der Untersuchung entsprechende Anweisungen zur Erlangung der maximalen Außenrotationsstellung („Drehen Sie den Daumen nach außen"), der Mittelstellung und der maximalen Innenrotationsstellung („Drehen Sie den Daumen so weit Sie können nach innen").

Dabei wird bei maximaler Drehung neben einer Pronations/Supinationsbewegung im Ellenbogengelenk eine für die Untersuchung wichtige Innen-/Außenrotationsbewegung im Schultergelenk erreicht.

Bei älteren Patienten, die diese einfachen Anweisungen nicht durchführen können, kann man sich damit helfen, daß man selbst den Daumen wie einen Hebel in die gewünschte Stelle dreht und hält (s. Abb. S. 4). Wichtig ist immer die Untersuchung im Seitenvergleich, um z. B. Veränderungen wie einseitige Muskelatrophien korrekt beurteilen zu können.

Ventraler Horizontalschnitt in maximaler Außenrotation

Sichtbare Strukturen (Normalbefunde):

- Schultergelenk/-kapsel
- M. subscapularis/-sehne
- Humeruskopf
- Sulcus intertubercularis
- Lange Bizepssehne („Zielscheibenform“ oder „bull’s eye“)
- Processus coracoideus
- Lig. coracoacromiale
- Tuberculum minus

Sichtbare pathologische Befunde:

- Veränderungen der Subskapularissehne (Verkalkung)
- Komplette Rotatorenmanschettenruptur bei Erguß (z. B. Verbindung von Bursa subacromialis und Gelenk)
- Hinweise auf inkomplette Sehnenruptur
- Muskelatrophien (Seitenvergleich!)
- Schultergelenkserguß
- Synovialproliferation
- Bursitis subcoracoidea (= Bursitis coracobrachialis)
- große Usuren am Humeruskopf (Röntgenvergleich!)

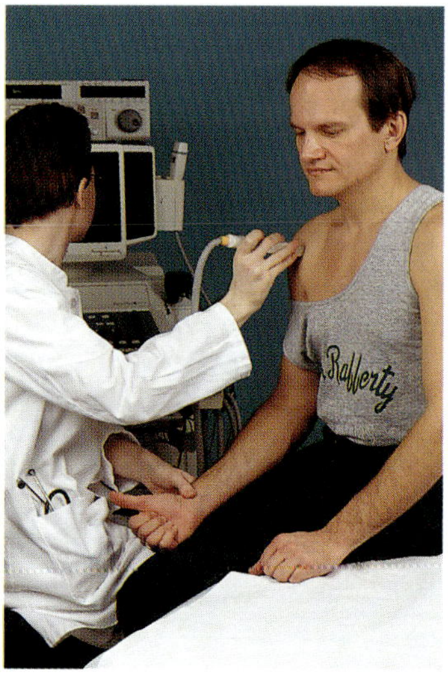

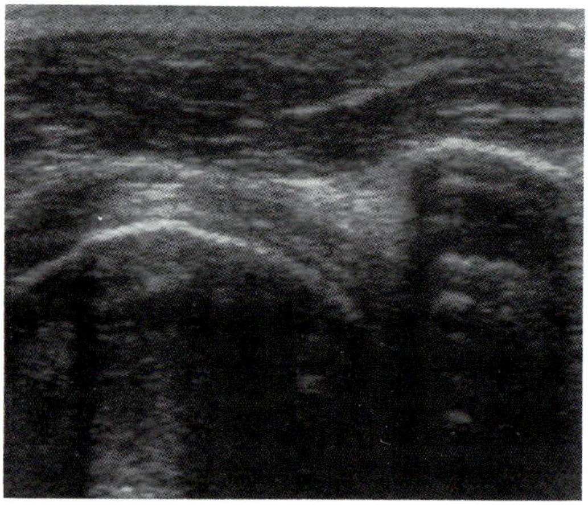

Normalbefund rechte Schulter (7,5 MHz)

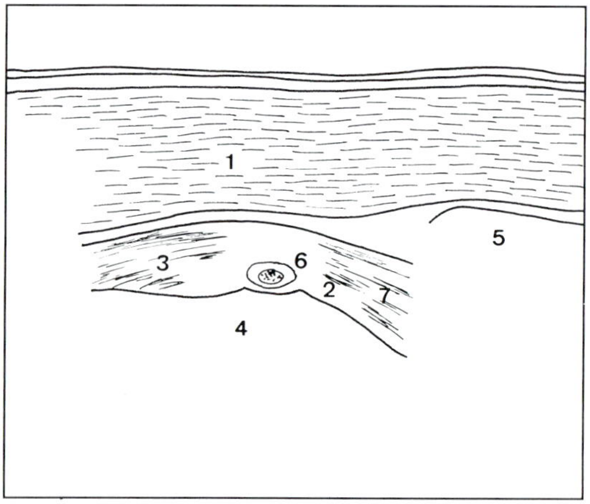

1 M. deltoideus
2 M. subscapularis/-Sehne
3 M. supraspinatus/-Sehne
4 Humeruskopf
5 Proc. coracoideus
6 lange Bizepssehne (quer)
7 Lig. coracohumerale

Ventraler Horizontalschnitt in Mittelstellung

Sichtbare Strukturen (Normalbefunde):

- Schultergelenk und Gelenkkapsel
- M. subscapularis/-sehne
- Lange Bizepssehne im Querschnitt mit Sehnenscheide
- Teil der Supraspinatussehne
- M. pectoralis major
- Humeruskopf
- Tuberculum minus und majus
- Sulcus intertubercularis

Sichtbare pathologische Befunde:

- Gelenkerguß (Flüssigkeit unterhalb der Rotatorenmanschette)
- Synovialproliferation
- Bursitis subacromialis (Flüssigkeit oberhalb der Rotatorenmanschette)
- Tenosynovitis der langen Bizepssehne
- Abriß(komplett/inkomplett) der Bizepssehne
- Rotatorenmanschettenrupturen
- Muskelatrophien (Seitenvergleich!)
- Große Usuren am Humeruskopf (Röntgen-Vergleich!)

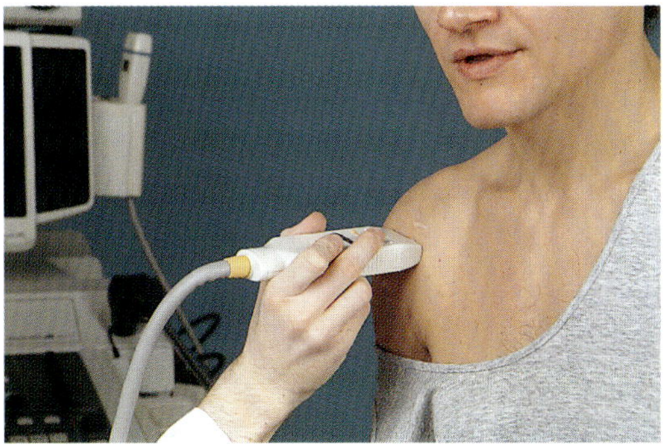

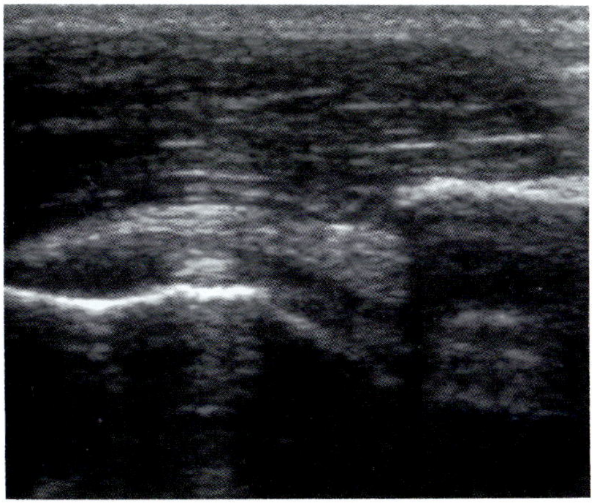

Normalbefund rechte Schulter (7,5 MHz)

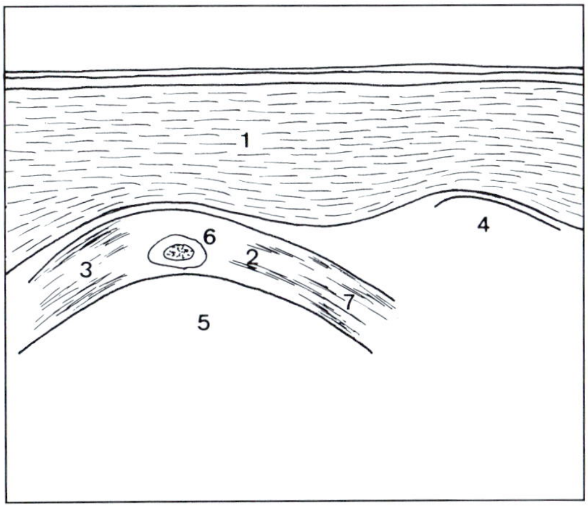

1 M. deltoideus
2 M. subscapularis/-Sehne
3 M. supraspinatus/-Sehne
4 Proc. coracoideus
5 Humeruskopf
6 lange Bizepssehne (quer)
7 Lig. coracohumerale

Ventraler Horizontalschnitt in maximaler Innenrotation

Sichtbare Sturkturen (Normalbefunde):

- Schultergelenk/-kapsel
- M. supraspinatus, Supraspinatussehne
- Evtl. Teile der Infraspinatussehne
- Teile des M. deltoideus
- Humeruskopf

Sichtbare pathologische Befunde:

- Bursitis subdeltoidea
- Rotatorenmanschettenruptur
- Veränderung der Supraspinatussehne (Verkalkung)
- Muskelatrophien (Seitenvergleich)
- Bursitis subacromialis
- Große Usuren am Humeruskopf (Röntgen-Vergleich)

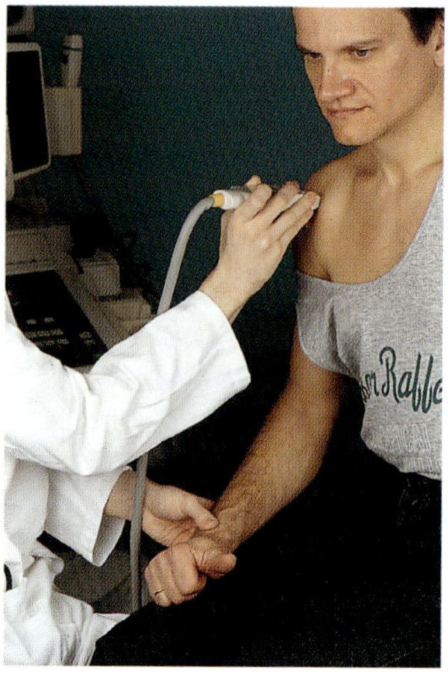

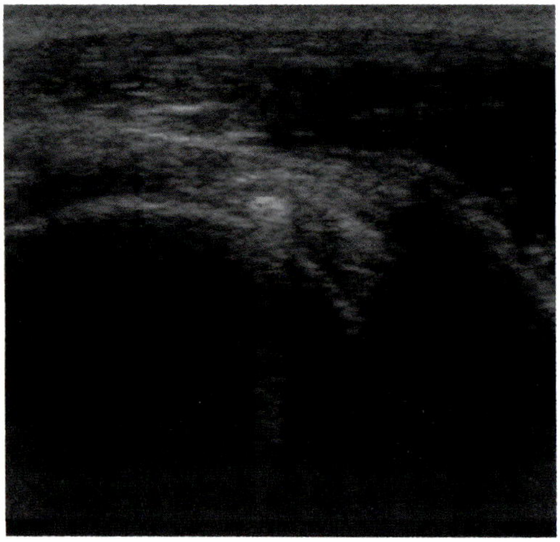

Normalbefund rechte Schulter (7,5 MHz)

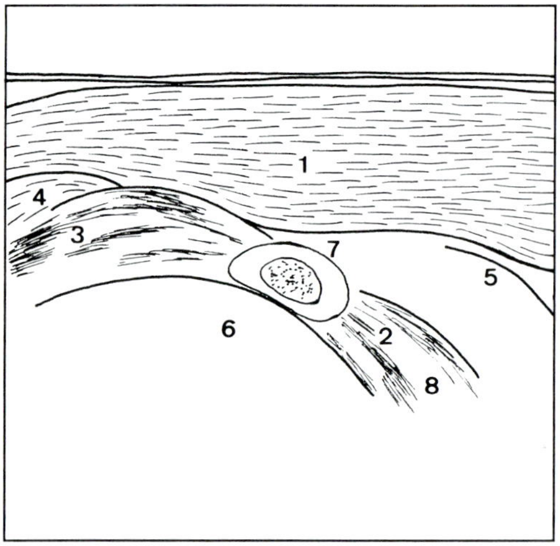

1 M. deltoideus
2 M. subscapularis/-Sehne
3 M. supraspinatus/-Sehne
4 M. infraspinatus/-Sehne
5 Proc. coracoideus
6 Humeruskopf
7 lange Bizepssehne (quer)
8 Lig. coracohumerale

Ventraler Vertikalschnitt (Längsschnitt)

Sichtbare Strukturen (Normalbefunde):

- Lange Bizepssehne im Längsverlauf mit Sehnenscheide
- Humeruskopf, Humerusschaft

Sichtbare pathologische Befunde:

- Verkalkungen der Bizepssehne
- Tendinitis der Bizepssehne
- Tenosynovitis der Bizepssehnenscheide
- Komplette Sehnenruptur
- Hinweise für inkomplette Ruptur
- Ausmaß eines Schultergelenksergusses nach unten (kaudal)

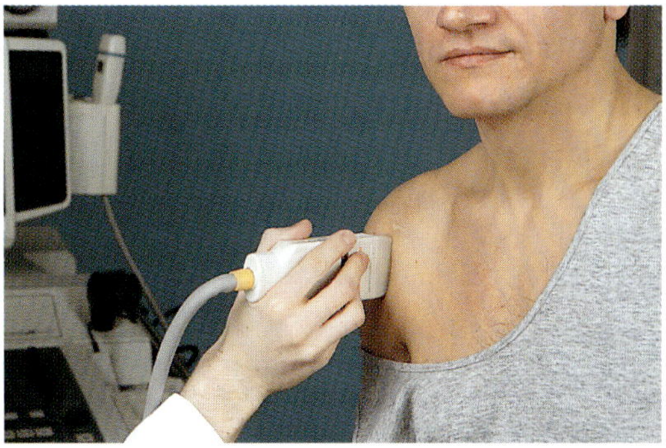

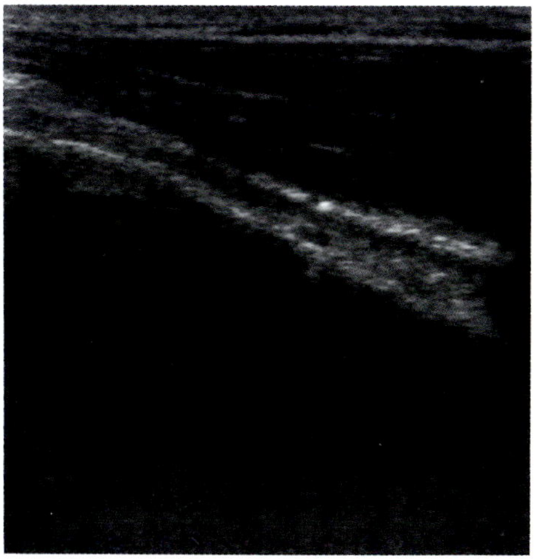

Normalbefund rechte Schulter (7,5 MHz)

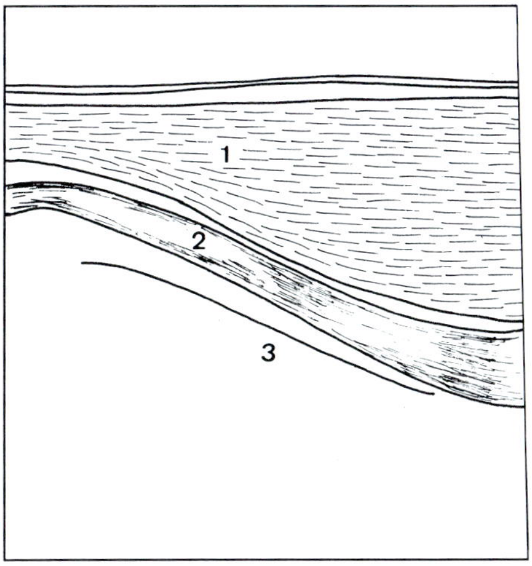

1 M. deltoideus
2 M. biceps longus Sehne (längs)
3 Humerusschaft

Dokumentation der Rotatorenmanschettendicke bzw. einer Bursitis subacromialis

Meßort:
Ventraler Horizontalschnitt in Mittelstellung

Meßwerte:
Die Rotatorenmanschette ist normalerweise zwischen 3 mm und 9 mm dick – je nach Muskelmasse des Patienten.
Bei einer Bursitis subacromialis ist die Bursa über 3 mm oberhalb der Rotatorenmanschette verbreitert darstellbar.

Seitliche (laterale) Schulterregion

Lagerung:
Der Patient sitzt seitlich auf der Untersuchungsliege. Der Untersucher sitzt seitlich neben dem Patienten auf der Untersuchungsliege.

Schallkopfposition:
Der Schallkopf wird horizontal und vertikal zur Schulterhöhe (Akromionbereich) bewegt.

Sichtbare Strukturen (Normalbefunde):

- M. deltoideus
- M. supraspinatus und Supraspinatussehne, M. infraspinatus (Rotatorenmanschette)
- Knöcherne Begrenzung nach oben: lateraler Acromionanteil
- Humeruskopf, Humerusschaft
- Tuberculum majus

Sichtbare pathologische Befunde:

- Bursitis subdeltoidea
- Veränderung der Supraspinatussehne (Verkalkung)
- Komplette oder inkomplette Sehnenrupturen (dynamische Untersuchung in Ab-/Adduktion)
- Bursitis subacromialis

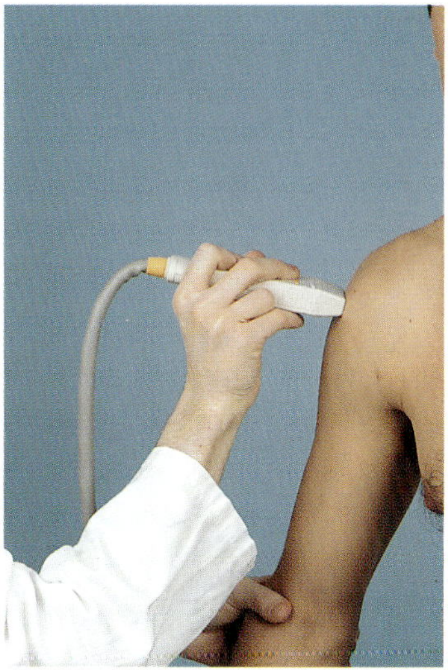

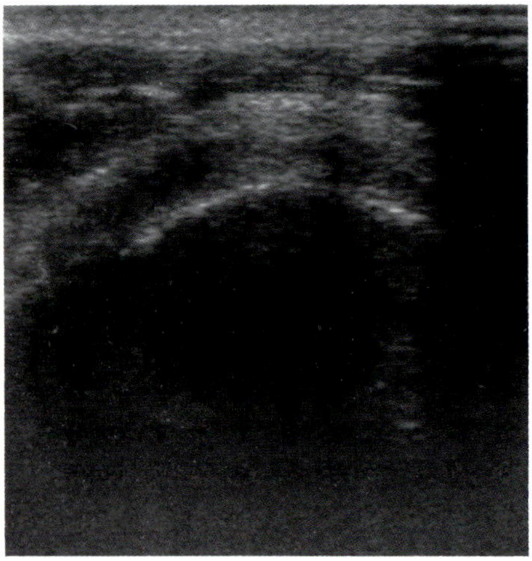

Normalbefund rechte Schulter (7,5 MHz)

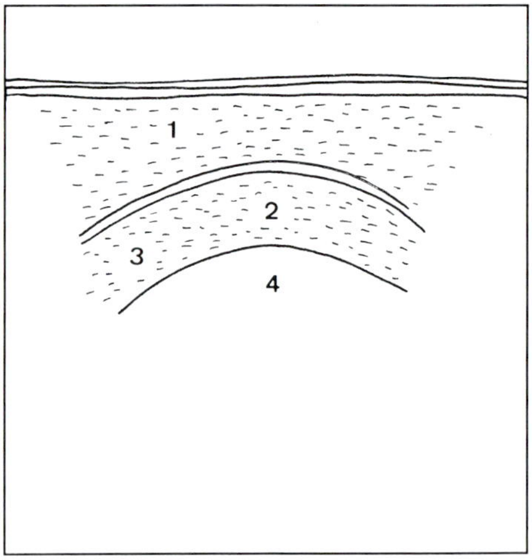

1 M. deltoideus
2 M. supraspinatus/-Sehne
3 M. infraspinatus/-Sehne
4 Humeruskopf

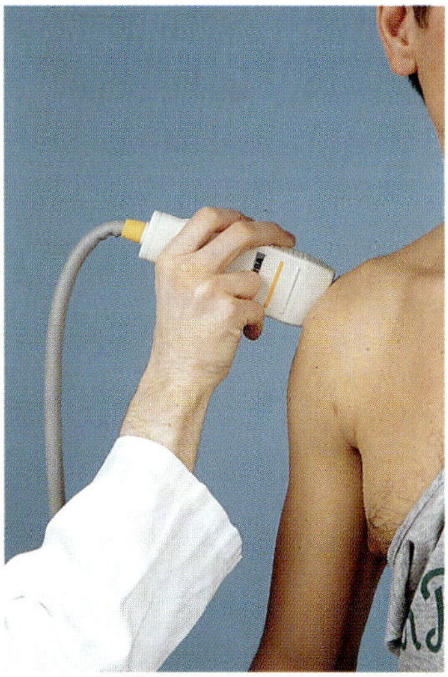

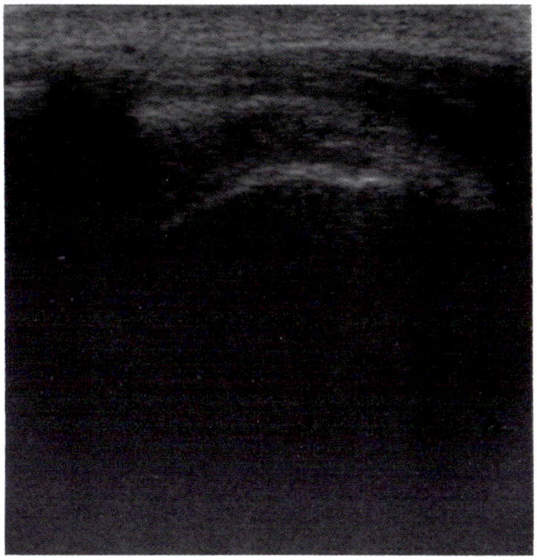

Normalbefund rechte Schulter (7,5 MHz)

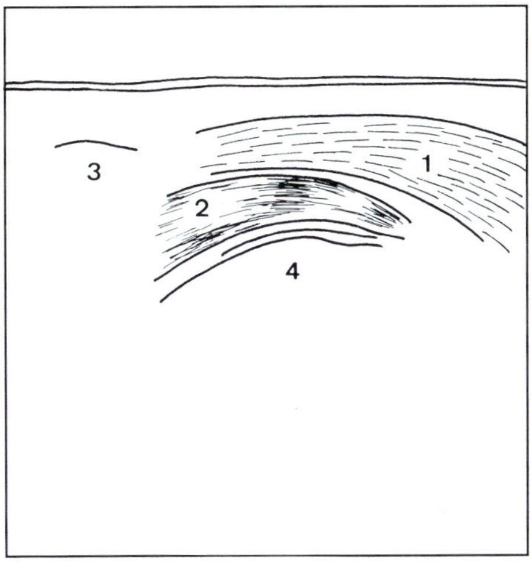

1 M. deltoideus
2 M. supraspinatus/-Sehne
3 Acromion
4 Humeruskopf

Dorsale Schulterregion

Lagerung:
Der Patient sitzt seitlich auf der Untersuchungsliege und dreht den Rücken zum seitlich auf der Liege neben ihm sitzenden Untersucher.

Schallkopfposition:
Der Schallkopf wird horizontal und vertikal zum hinteren Schultergelenkspalt zwischen Schulterblatt und Oberarm bewegt.

Sichtbare Strukturen (Normalbefunde):

- dorsaler Anteil von Schultergelenk und Gelenkkapsel
- M. supraspinatus
- M. infraspinatus
- M. teres minor
- M. deltoideus
- M. trapezius
- Oberarmkopf
- Scapula

Sichtbare pathologische Befunde:

- Schultergelenkserguß
- Veränderungen in den Muskeln (Hämatome)
- Große Usaren im Humeruskopf (Röntgen-Vergleich)

Dorsale Schulterregion, vertikal über M. supraspinatus

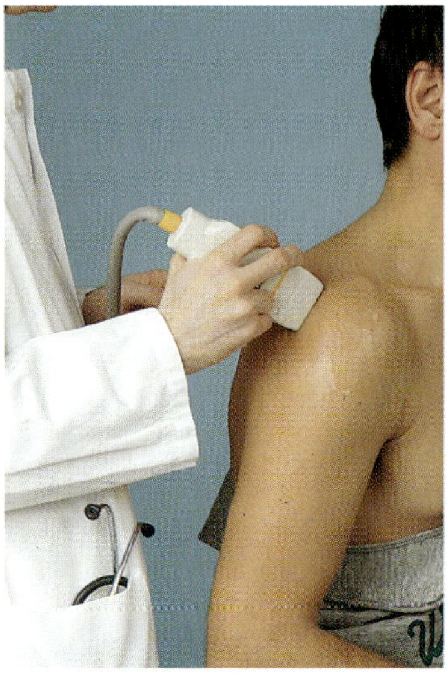

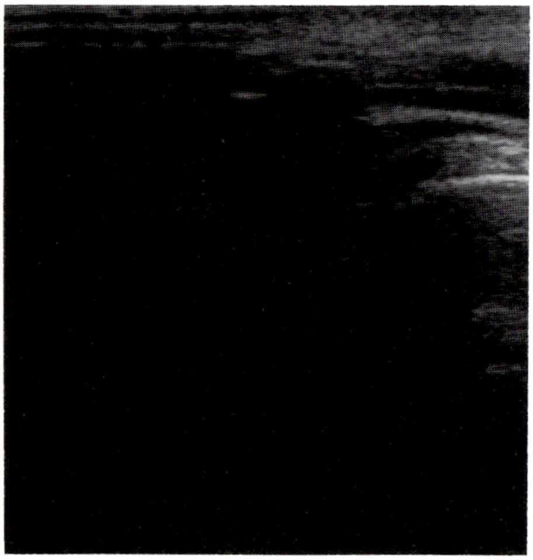

Normalbefund rechte Schulter (7,5 MHz)

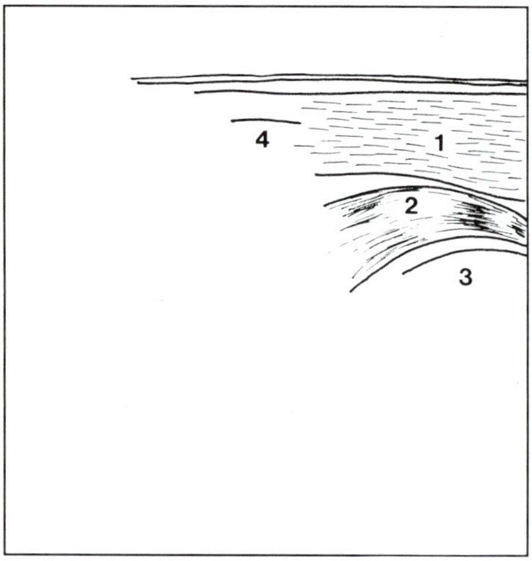

1 M. deltoideus
2 M. supraspinatus/-Sehne
3 Humeruskopf
4 Acromion

Dorsale Schulterregion, horizontal über M. infraspinatus

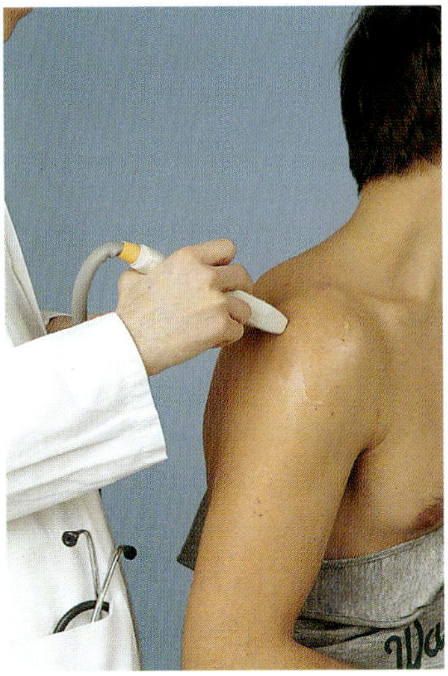

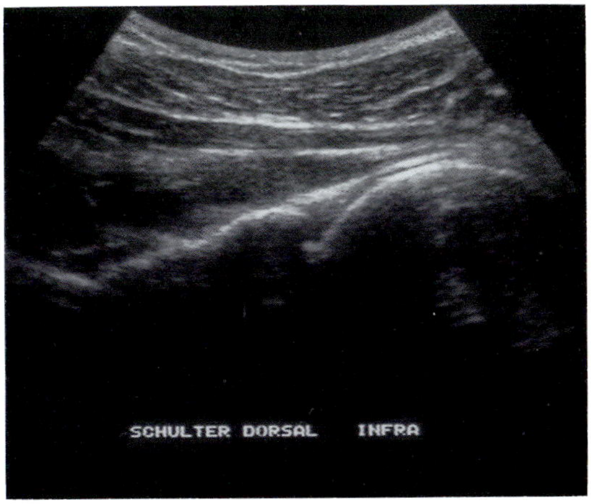

Normalbefund rechte Schulter (7,5 MHz)

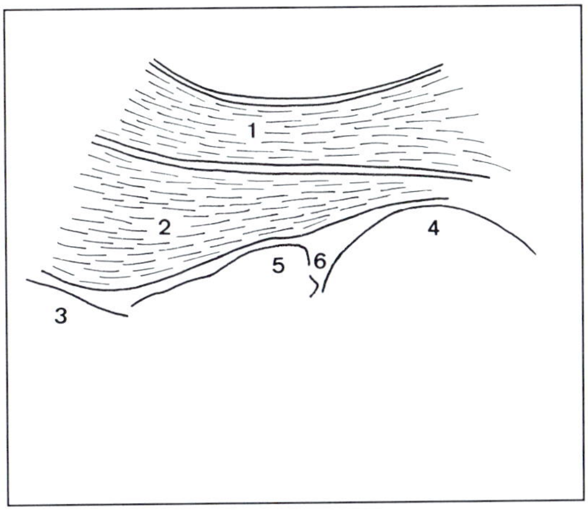

1 M. deltoideus
2 M. infraspinatus
3 Scapula
4 Humeruskopf
5 Labrum glenoidale
6 Gelenkspalt

Axilläre Region

Lagerung:
Patient liegt mit dem Rücken auf der Untersuchungsliege. Der Untersucher sitzt neben dem Patienten auf einem etwas höhergestellten Stuhl. Der Untersucher nimmt den Arm des Patienten und abduziert ihn auf 90°.

Schallkopfposition:
Der Schallkopf wird längs und quer zur Axilla bewegt.

Sichtbare Strukturen (Normalbefunde):

- Oberarmkopf
- axillärer Anteil von Schultergelenk und Gelenkkapsel
- A. axillaris
- M. triceps brachli
- M. biceps brachii

Sichtbare pathologische Strukturen:

- Schultergelenkserguß

Dokumentation eines Schultergelenkergusses

Meßort:
Axillär in Längsachse zum Humerusknochen zum Nachweis geringer Ergußmengen (Leitstruktur: A. axillaris)

Meßwerte:
Wenn einseitig über 3,5 mm oder im Seitenvergleich eine Differenz von 1 mm zwischen Knochen und Gelenkkapsel nachweisbar ist, ist ein Erguß anzunehmen.

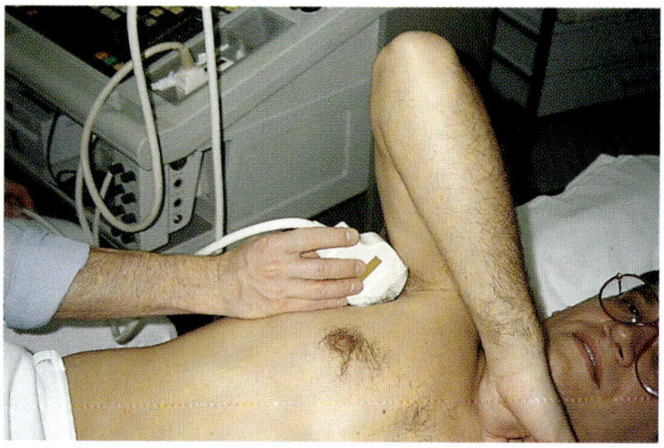

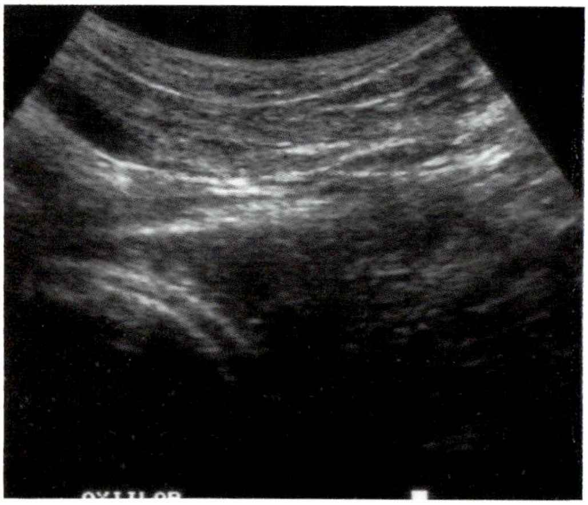

Normalbefund rechte Axilla (5,0 MHz)

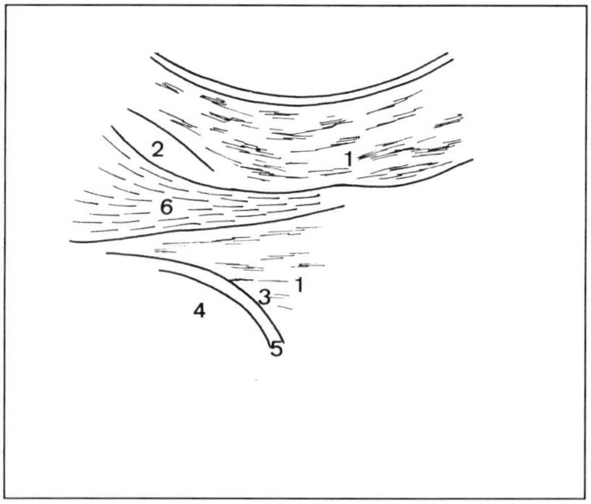

1 axilläres Fett- und Bindegewebe
2 A. axillaris
3 Gelenkkapsel
4 Humeruskopf
5 Gelenkspalt
6 M. triceps brachii

Ellenbogengelenksregion

Schallkopf:
5-MHz-Linearschallkopf ausreichend, 7,5-MHz ebenfalls geeignet.
Eine Wasservorlaufstrecke ist nicht erforderlich.

Ventrale Ellenbogengelenksregion

Lagerung:
Wie dorsale Ellenbogengelenksregion (s. S. 14).

Schallkopfposition:
Der Schallkopf wird horizontal und vertikal in der Ellenbeuge bewegt.

Sichtbare Strukturen (Normalbefunde):
- Ventrale Gelenkanteile (humeroulnar/humeroradial)
- Processus coronoideus
- Trochlea humeri
- M. brachialis
- M. biceps brachii
- Handbeuger

Sichtbare pathologische Strukturen:
- Ellenbogengelenkserguß

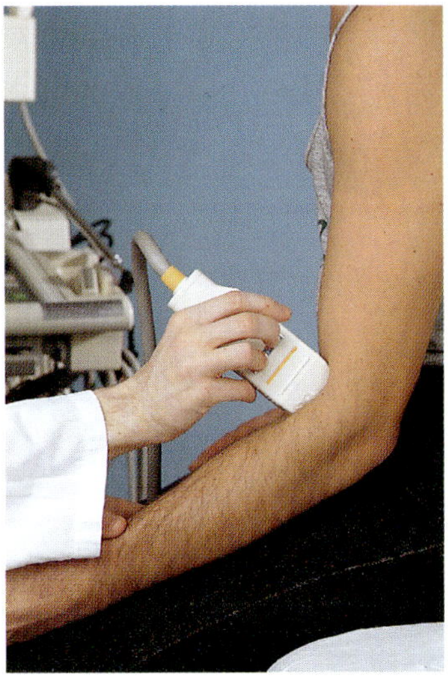

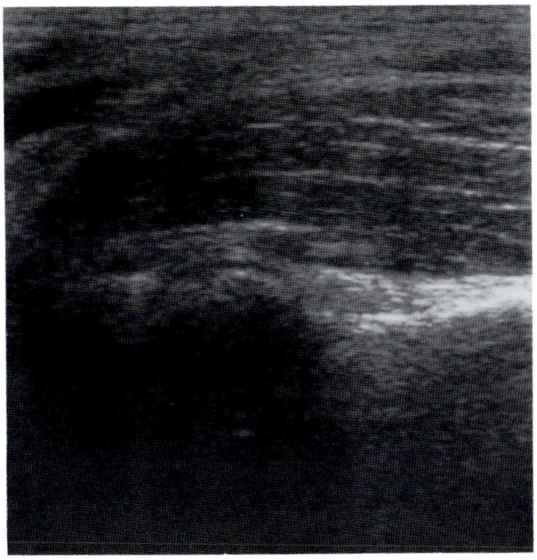

Normalbefund linke Ellenbeuge (7,5 MHz)

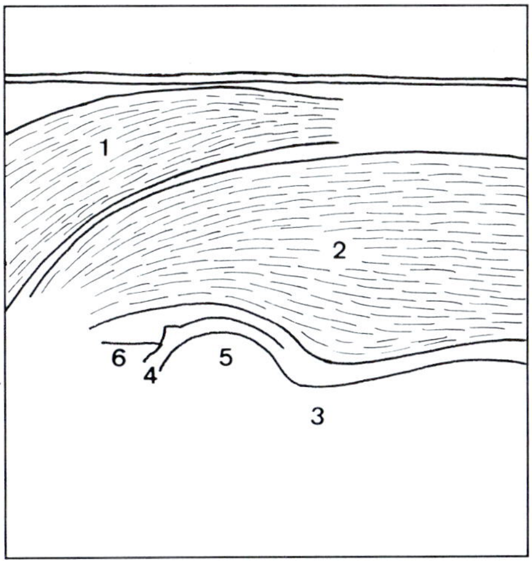

1 M. brachialis
2 M. biceps brachii
3 Humerusschaft
4 Gelenkhöhle
5 Trochlea humeri
6 Proc. coronoideus ossis ulnae

Dorsale Ellenbogengelenksregion

Lagerung:
Der Patient liegt mit dem Rücken auf der Untersuchungsliege und legt den Unterarm auf seinen Bauch. Eine Untersuchung beim sitzenden Patienten (Abb.) mit gering abduziertem Oberarm ist auch möglich, aber umständlicher. Der Untersucher sitzt neben dem Patienten, nimmt dessen Arm und führt die Sonde bei Bewegung des Ellenbogengelenkes (dynamische Untersuchung in Streckung/Beugung humeroulnar und Pro-/-Supination humeroradial).

Schallkopfposition:
Der Schallkopf wird horizontal und vertikal zum dorsalen Anteil des Ellenbogengelenkes bewegt.

Sichtbare Strukturen (Normalbefunde):

- Ellenbogengelenk (dorsaler Anteil des Humeroulnargelenkes)
- M. triceps brachii
- Handstrecker
- Olecranon
- Fossa olecrani
- Epicondylus medialis und lateralis
- Trochlea humeri

Sichtbare pathologische Befunde:

- Bursitis olecrani
- Ellenbogengelenkserguß
- Synovialproliferation

Dokumentation eines Ellenbogengelenkergusses

Meßort:
Ein Gelenkerguß wird am besten über dem günstigsten Punktionsort zwischen Olekranon und lateralem Epikondylus dokumentiert.

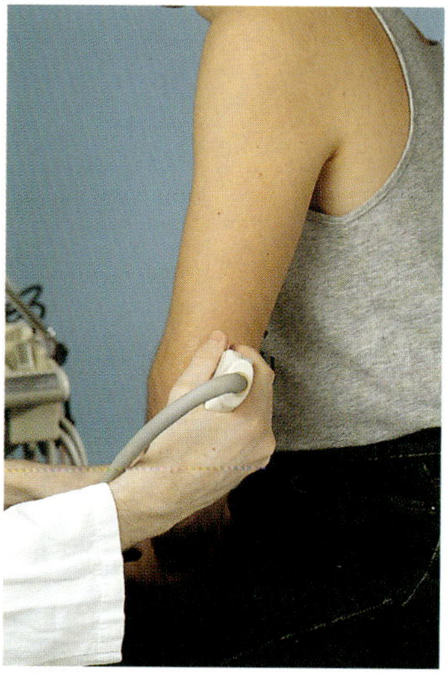

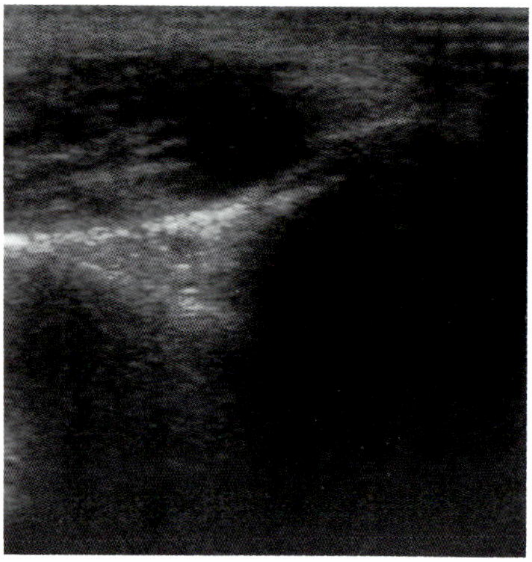

Normalbefund linker Ellenbogengelenksbereich (7,5 MHz)

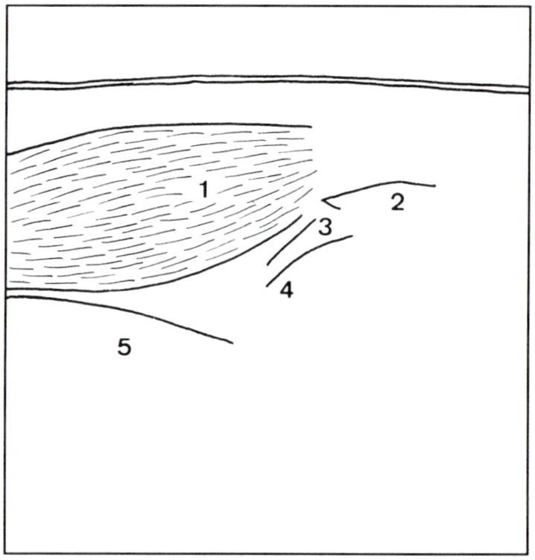

1 M. triceps
2 Olecranon
3 Gelenkspalt
4 Epicondylus lateralis humeri
5 Humerusschaft

Proximales Handgelenk und Sehnenscheiden der Hand

Schallkopf:
7,5-MHz-Linearschallkopf wünschenswert (10-MHz-Schallköpfe in Entwicklung). Wasservorlaufstrecke notwendig, vor allem bei Fingergelenken.

Lagerung:
Der Patient sitzt auf der Untersuchungsliege. Die Hand des Patienten wird leucht gebeugt auf seinem Knie gelagert. Der Untersucher sitzt neben dem Patienten auf der Untersuchungsliege. Es werden jeweils Handrücken (dorsovolare Untersuchung) und Handinnenseite (volodorsale Untersuchung) untersucht. Die dynamische Untersuchung wird mittels Flexions- und Extensionsbewegungen durchgeführt.

Sichtbare Strukturen (Normalbefunde):

- proximales Handgelenk (ulnarer und radialer Anteil)
- Beuge- und Streckersehnen der Hand mit Sehnenscheiden

Sichtbare pathologische Strukturen:

- Erkennung einer Ergußbildung im proximalen Handgelenk
- Exsudative Tenosynovitiden der Fingerbeuger- und -streckersehnen
- Große Ergußansammlungen bei Karpaltunnelsyndrom.
- Große Ganglien.

Wichtig:
Durch Sonographie lassen sich bei starker Schwellung der Hand Ödeme, Tenosynovitiden und Gelenkergüsse (Artikulosynovitis) unterscheiden.

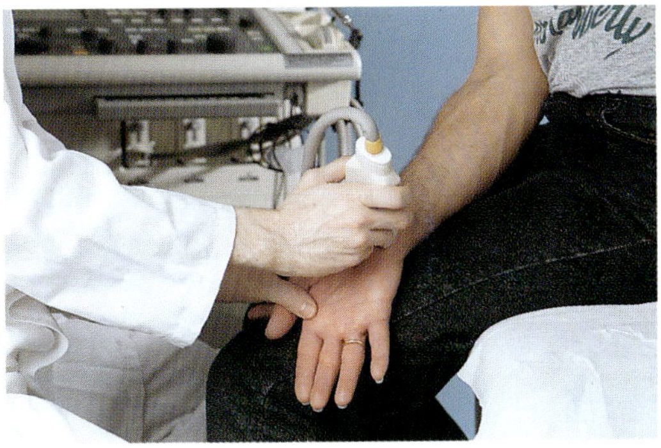

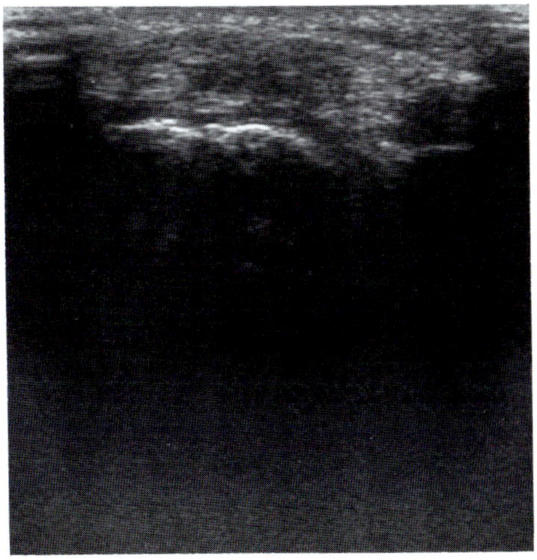

Normalbefund rechte Hand volodorsal (7,5 MHz)

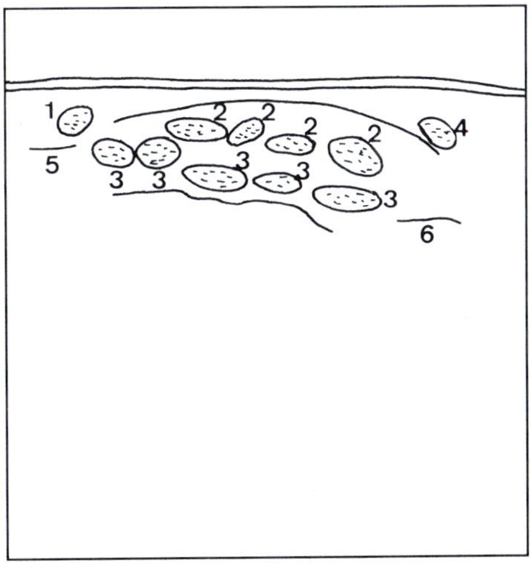

1 M. flexor carpi radialis
2 oberflächliche Beugesehnen
3 tiefe Beugesehnen
4 M. flexor carpi ulnaris
5 Radius
6 Ulna

Hüftgelenksregion

Die Sonographie ist besonders geeignet zur Erkennung einer Coxitis. Bereits geringe Ergußbildungen (ab 10 ml) sind im Seitenvergleich zu erkennen.

Schallkopf:

- 3,5-, 5,0-, 7,5 MHz-Schallkopf
- Linear- oder Sektor
- Punktionsschallkopf empfehlenswert

Bereich des Hüftgelenkes

Lagerung:
Der Patient liegt auf dem Rücken. Das Bein liegt in Normallage, nicht rotiert. Der Untersucher sitzt neben dem Patienten.

Schallkopfposition:
Der Schallkopf wird längs zum Femurschaft von medial nach lateral bis zum Pfannenerker über das Gelenk bewegt. Eine dynamische Untersuchung in Außen-und Innenrotation bringt – anders als am Schultergelenk – keine wesentlichen Erkenntnisse, kann jedoch echoarme Muskulatur gegenüber einem Erguß besser erkennen lassen. Es müssen immer beide Hüften im Seitenvergleich untersucht werden, um pathologische Befunde sicher zu erheben.

Sichtbare Strukturen (Normalbefunde):

- M. sartorius
- M. rectus femoris
- M. iliopsoas
- M. tensor fasciae latae

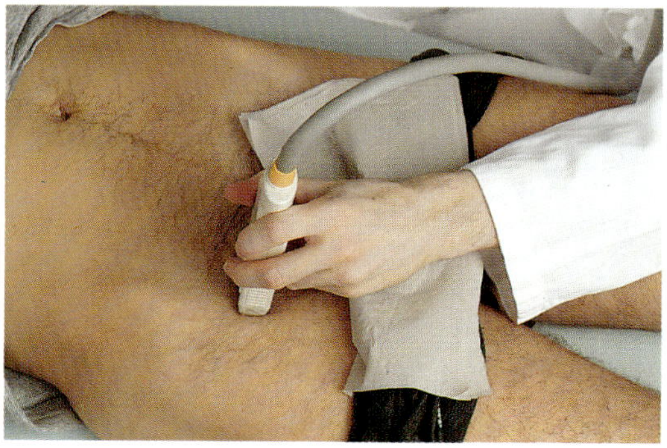

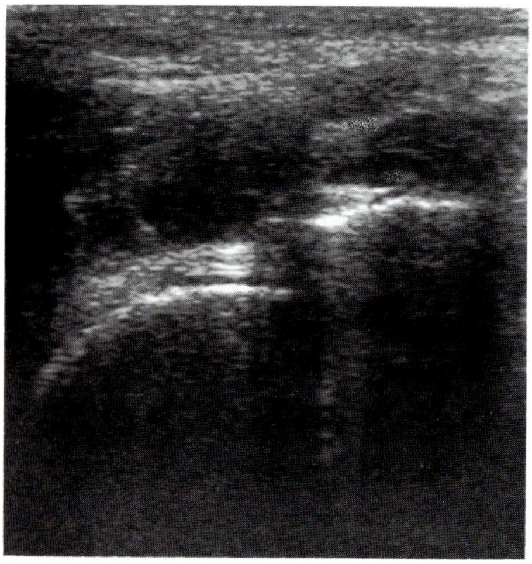

Normalbefund Hüfte rechts (7,5 MHz)

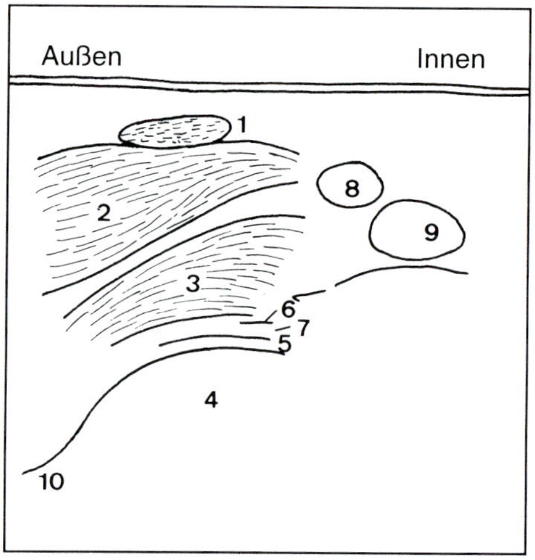

1 M. sartorius
2 M. quadriceps femoris
3 M. iliopsoas
4 Humeruskopf
5 hyaliner Knorpel
6 Gelenkhaut
7 Gelenkspalt
8 A. femoralis
9 V. femoralis
10. Oberschenkelhals

- Gelenkkapsel (verstärkt durch Lig. iliofemorale)
- Pfannenerker (Acetabulum)
- Femurkopf
- Hyaliner Knorpelüberzug des Femurkopfes
- Femurhals

Sichtbare pathologische Strukturen:

- Hüftgelenkerguß
- Synovialproliferation
- Große Usuren (Röntgen-Vergleich!)
- M. iliopsoas im kaudalen Anteil: Erkennung von Abszedierungen

Dokumentation eines Hüftgelenkergusses

Meßort:
Zur Erkennung und Dokumentation eines Ergusses wird die ventrale Schenkelhalskontur-Kapsel-Distanz (= ventrale Begrenzung der Gelenkkapsel zur Längskontur des Schenkelhalses) gemessen, da ein Gelenkerguß am besten längs zum kranialen Anteil des Humerusschaftes zur Darstellung kommt. Damit werden auch Verwechslungen mit dem stärkeren hyalinen Knorpel des Hüftkopfes vermieden.

Meßwerte:
Die normale Distanz zwischen Schenkelhals und Gelenkkapsel beträgt ca. 5 mm (4–8 mm). Ein Erguß wird angenommen bei einseitigen Distanzen über 9 mm. Der Seitenvergleich ist unverzichtbar, um kleinere Ergußbildungen zu erkennen („V. a. Erguß", wenn Seitendifferenz 2 mm; „sicherer Erguß" bei 3 mm)

Merke:
Häufig ist es schwierig zwischen Gelenkerguß, echoarm bis echolos erscheinendem M. iliopsoas und einer häufig sehr echoarm imponierenden Synovialproliferation zu unterscheiden. Bei letzteren ist die Punktion dann häufig negativ.

Trochanter major

Lagerung:
Der Patient liegt auf der gegenüberliegenden Seite. Der Untersucher sitzt neben dem Patienten auf der Untersuchungsliege.

Schallkopfposition:
Horizontal und vertikal über Trochanter major.

Sichtbare Strukturen (Normalbefunde):

- Trochanter major
- M. glutaeus medius
- Tractus und M. iliotibialis

Sichtbare pathologische Befunde:

- Bursitis trochanterica
- Periarthropathia coxae (Verkalkungen)

Kniegelenksregion

Am Kniegelenk ist die innere Synovialmembran von der äußeren fibrösen Gelenkkapsel z. T. durch Fettgewebe getrennt (besonders infrapatellar durch den Hoffa-Fettkörper). Um das Kniegelenk verteilt sind viele Bursen gelegen, die z. T. mit ihm verbunden sind. Dorsal zwischen M. gastrocnemius und M. semimembranosus liegt die Bursa gastrocnemio-semimembranosa, die sich zur Baker-Zyste im eigentlichen Sinn umwandeln kann. Ergußbildungen im Kniegelenk können mittels Sonographie häufig vor Erkennung durch die klinische Untersuchung nachgewiesen werden.

Schallkopf:

Schallkopf:

- 5,0 MHz-Schallkopf
- 7,5 MHz oder Vorlaufstrecke nur bei besonderer Fragestellung erforderlich.
- Linearschallkopf.

Ventrale Kniegelenksregion

Lagerung:
Der Patient liegt auf dem Rücken, die Untersuchung erfolgt am leicht gebeugten Knie (Knierolle). Der Untersucher sitzt neben dem Patienten auf der Untersuchungsliege.

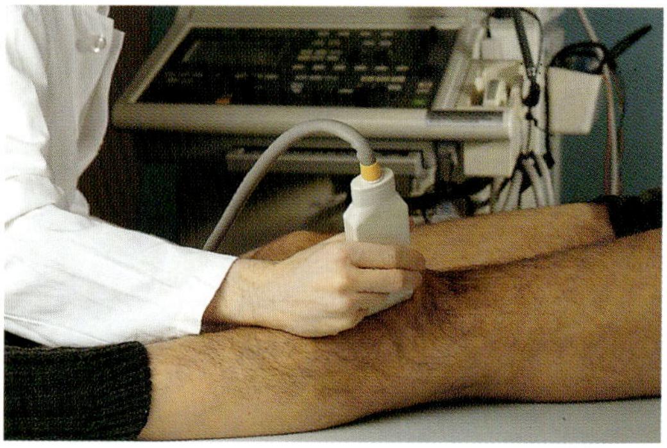

Suprapatellar längs

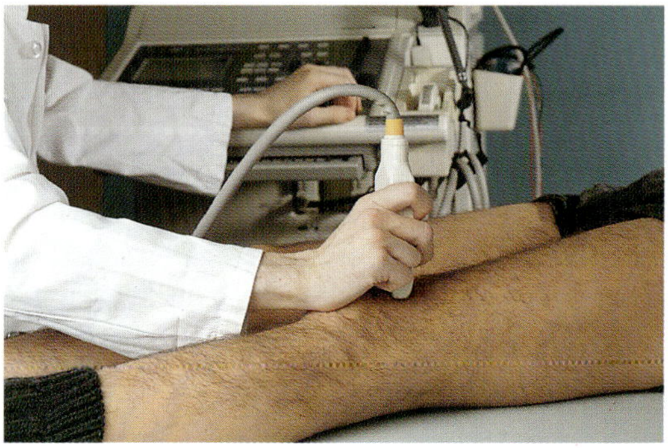

Suprapatellar quer

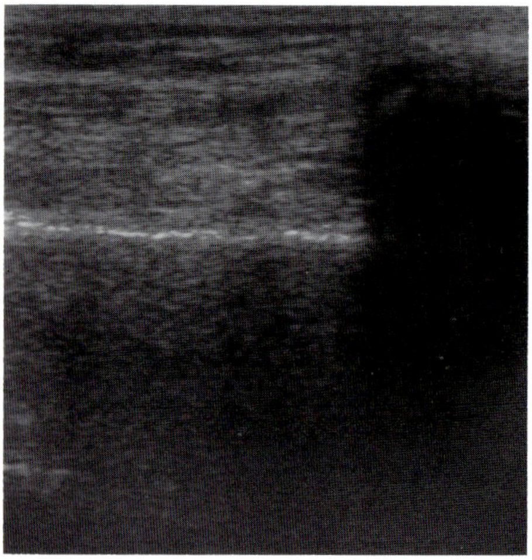

Normalbefund Knie ventral, suprapatellar längs (7,5 MHz)

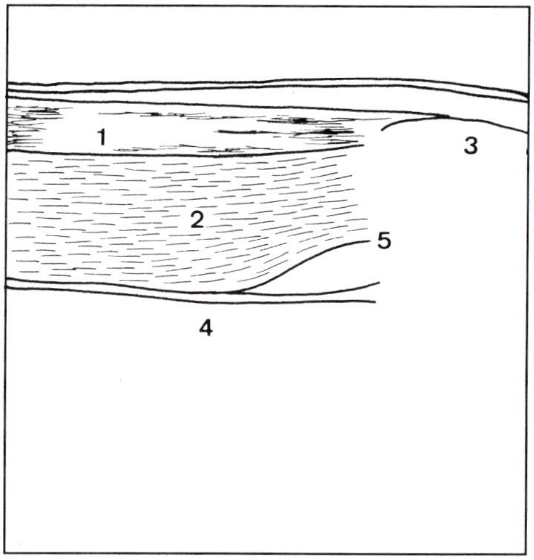

1 M. quadriceps femoris Sehnenplatte
2 M. quadriceps femors
3 Patella
4 Femurschaft
5 Recessus suprapatellaris

Schallkopfposition:
Der Schallkopf wird in den Schnittebenen

- supra-/infrapatellar
- medial und lateral perikondylär

über die ventrale Seite des Knies bewegt. Dabei wird jeweils horizontal und vertikal die Region untersucht.

Sichtbare Strukturen (Normalbefunde):

- Kniegelenk von ventral
- Recessus und Bursa suprapatellaris
- M. quadriceps femoris
- Femur- und Tibiakondylen
- Hyaliner Gelenkknorpel (2–3 mm echoarmer Randsaum)
- Kreuzbänder (fast nur bei Verletzung mit 7,5 MHz sichtbar)
- Patella
- Kniestreckapparat (infrapatellar: Lig. patellae, suprapatellar: Quadrizeps-femoris-Sehne)
- Infrapatellarer Hoffascher Fettkörper

Sichtbare pathologische Befunde:

- Kniegelenkerguß
- Synovialproliferation
- Bursitis praepatellaris (subcutanea/subfascialis)
- Bursitis suprapatellaris
- Bursitis infrapatellaris (superficialis/profunda)
- Meniskus- und Kreuzbandverletzungen
- Meniskusganglien

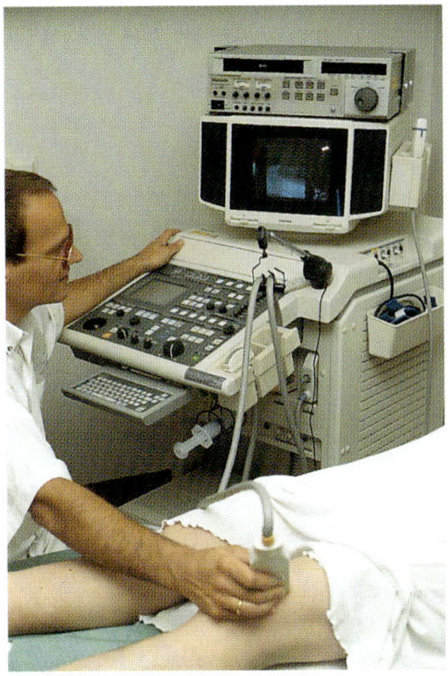

Infrapatellar längs

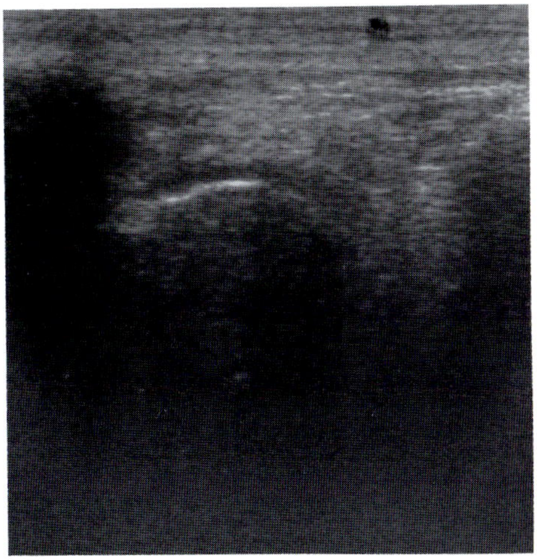

Normalbefund Knie ventral, infrapatellar längs (7,5 MHz)

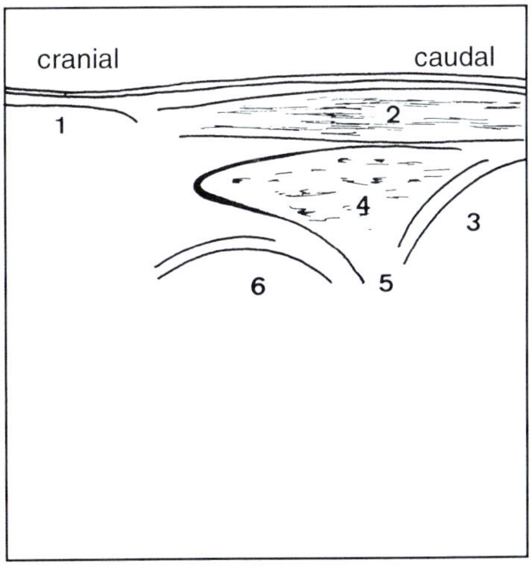

1 Patella
2 Patellarsehne
3 Tibia
4 Hoffascher Fettkörper
5 Gelenkspalt
6 Condylus femoris

Dokumentation eines Kniegelenkergusses und Punktionsvorbereitung

Meßort und Befunde:
Günstigster Punktionsort ist meist der obere laterale Anteil des suprapatellaren Rezessus. Hier kann sonographisch durch Druck auf die Patella oder bei großem Erguß von der gegenüberliegenden Seite echoarmes Gewebe wie eine Synovialproliferation ausgeschlossen werden. Trotzdem kann es unmöglich sein, zwischen einem fibrinreichen Erguß und einer Synovialproliferation zu entscheiden. Die Gelenkpunktion ist dann negativ („trokken"). Ferner müssen auch knöcherne oder knorpelhaltige Strukturen bei Fehlstellungen (extreme Valgisierung bei Gonarthrose) vor Punktion erkannt werden, damit diese nicht verletzt werden. Auch ein gekammerter Erguß soll ausgeschlossen werden.

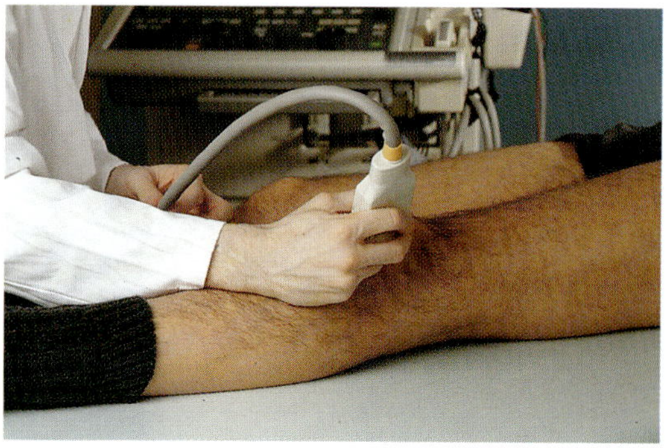

Perikondylär

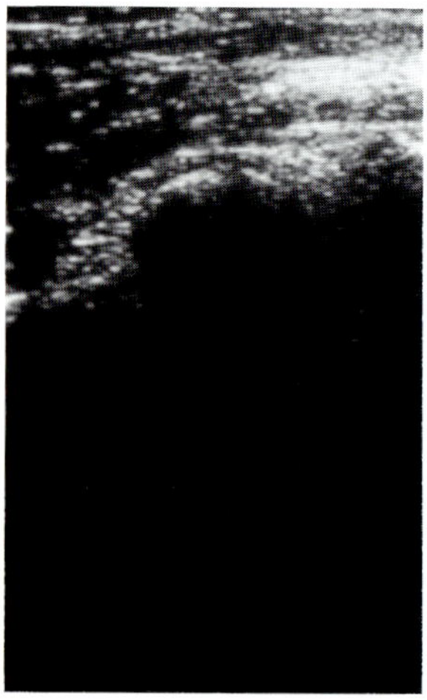

Normalbefund Knie perikondyklär lateral (7,5 MHz)

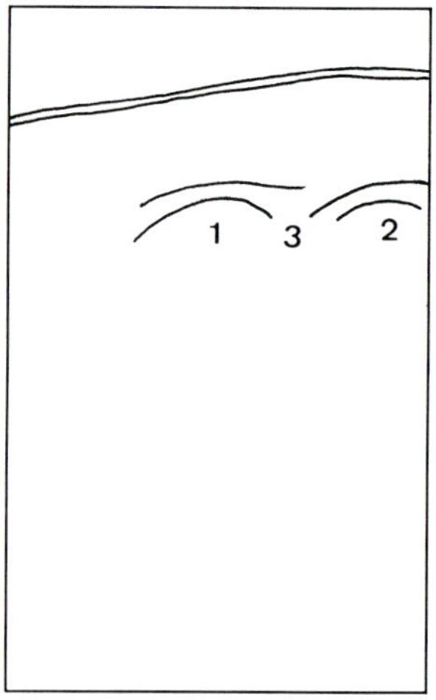

1 Condylus femoris
2 Condylus tibiae
3 Gelenkspalt

Dorsale Kniegelenksregion

Lagerung:
Patient liegt auf dem Bauch.

Schallkopfposition
Der Schallkopf wird horizontal und vertikal zur Kniekehle und im Bereich des unteren Ober- und gesamten Unterschenkels bis zum Knöchel (Ausschluß einer Baker-Zyste) bewegt.

Sichtbare Strukturen (Normalbefunde):

- Kniegelenk von dorsal (= Fossa poplitea)
- M. biceps femoris, M. gastrocnemius
- Femur- und Tibiakondylen, Fibulaköpfchen
- Arteria und Vena poplitea, oberflächliches Venensystem
- Menisci (7,5-MHz Schallkopf)

Sichtbare pathologische Befunde:

- Poplitealerguß
- Bursitis M. semimembranosi
- Bursitis M. gastrocnemii medialis/lateralis
- Baker-Zysten
- Meniskusverletzungen

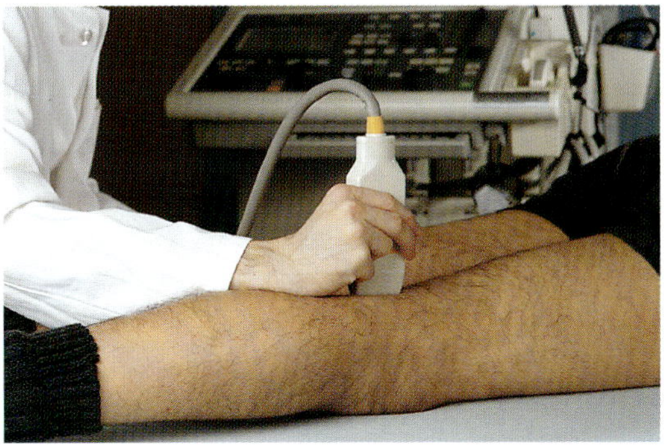

Kniebeuge längs

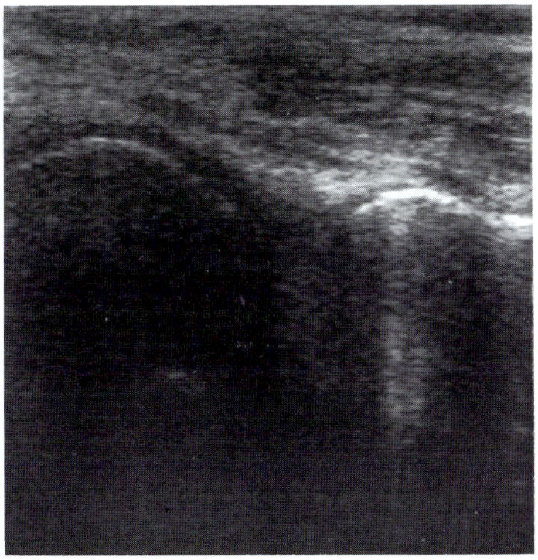

Normalbefund Kniebeuge längs (7,5 MHz)

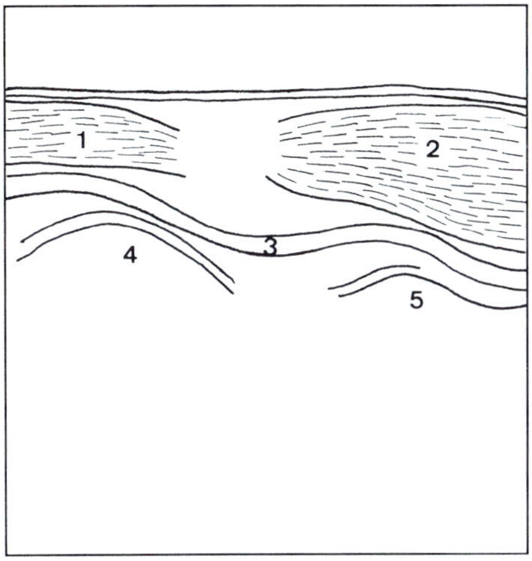

1 M. biceps femoris
2 M. gastrocnemius
3 A. poplitea
4 Condylus femoris
5 Condylus tibiae

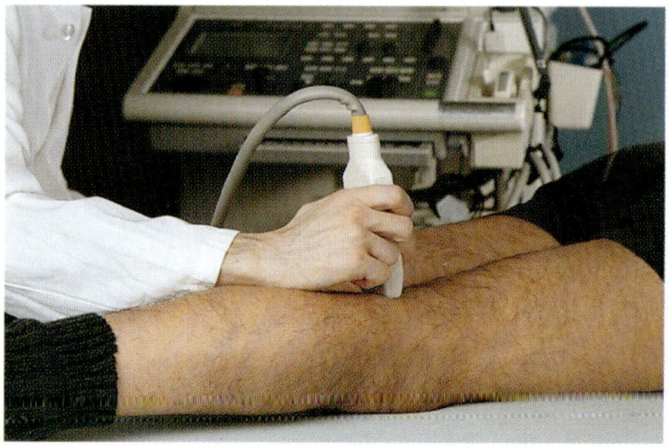

Kniebeuge quer

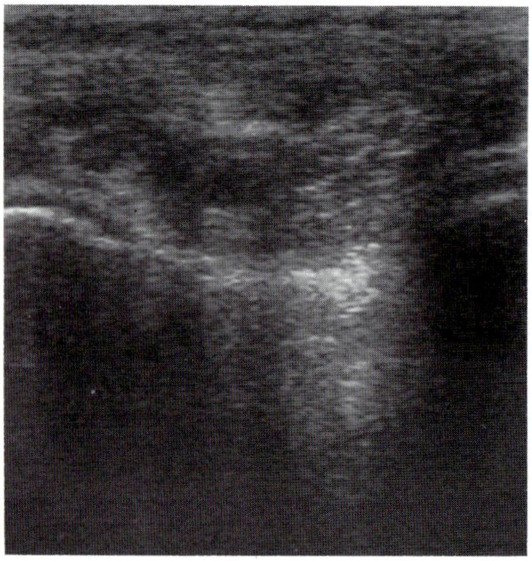

Normalbefund Kniebeuge re. quer (7,5 MHz)

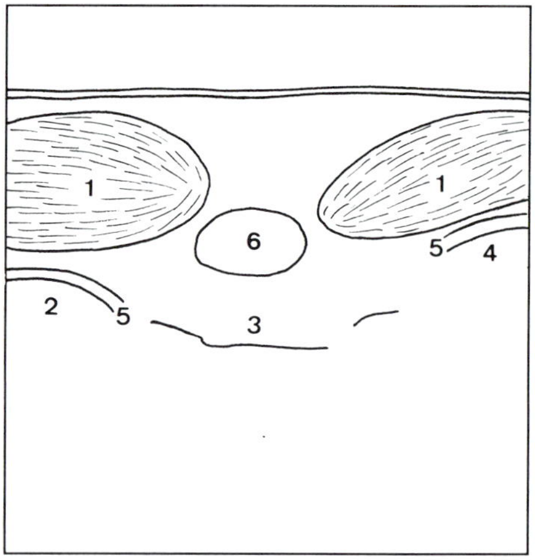

1 M. gastrocnemius (lateraler und medialer Kopf)
2 lateraler Humeruscondylus
3 Fossa poplitea
4 Medialer Humeruscondylus
5 hyaliner Knorpel
6 A. poplitea

Dokumentation eines Poplitealergusses bzw. einer Baker-Zyste

Meßort:
Aufgrund des Aufbaus des Kniegelenkes mit Recessus suprapatellaris und dorsalem Poplitealbereich, welcher häufig mit der Bursa subtendinea des M. gastrocnemius medialis oder der Bursa des M. semimembranosus verbunden ist, kommt es je nach Knielage bei Ergußbildung zu Verschiebungen: Bei gestrecktem Knie fließt der Erguß in den suprapatellaren Recessus oder die kommunizierende Bursa suprapatellaris, bei gebeugtem Knie in die dorsalen Bursen.

Befunde:
Einen Poplitealerguß oder eine Baker-Zyste erkennt man indirekt durch Verlagerung der A. poplitea. Bei Baker-Zysten sucht man eine evtl. noch bestehende Verbindung zum Gelenk, meist im Bereich des medialen Femurkondylus. Besonders wichtig ist dabei der Nachweis eines sog. „Ventileffektes" bei großen Zysten: durch „Pumpen" des Beines verschiebt sich Erguß zwischen Kniegelenk und Baker-Zyste.

Dieser Effekt schließt eine geplante Yttriumsynoviorthese aus (s. auch S. 42). Weiterhin sollen abgekapselte Baker-Zysten zwischen den Bäuchen des M. biceps humeri und M. gastrocnemius bei jeder Beinschwellung mit Rheumaanamnese ausgeschlossen werden (DD: Phlebothrombose).

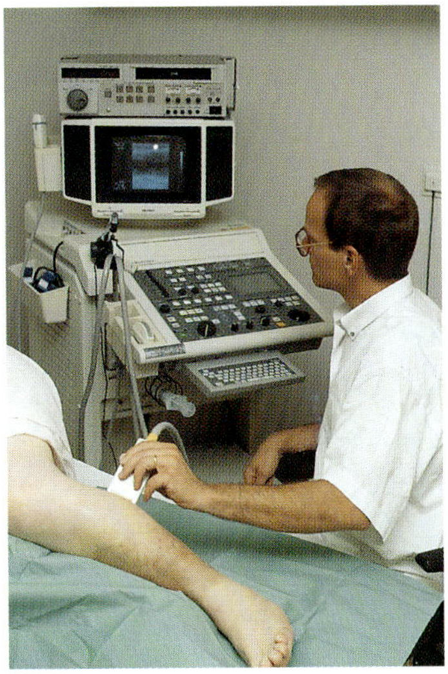

Oberes Sprunggelenk, unteres Sprunggelenk, Vorfuß

Schallkopf:
5-MHz bis 7,5-MHz, am besten mit Wasservorlaufstrecke oder Gelkissen

Zur Beurteilung der Zehengrundgelenke 7,5-MHz mit Vorlaufstrecke, Linearschallkopf.

Lagerung:
Der Patient liegt zur Sprunggelenksuntersuchung auf dem Rücken. Zur Untersuchung von Fußsohle oder Achillessehnenbereich liegt der Patient auf dem Bauch und läßt den Vorfuß über das Tischende hängen.
Der Untersucher sitzt neben dem Untersuchungstisch.

Schallkopfposition:
Der Schallkopf wird horizontal und vertikal zu den Schnittebenen

- Ventral (Fußrücken)
- Malleolar medial
- Malleolar lateral
- entlang der Achillessehne
- plantar (entlang der Plantarfaszie)

bewegt.

Sichtbare pathologische Befunde:

- Ergußlokalisation von seitlich (malleolar) oder von vorn (entlang M. extensor digitorum longus)
- Tendinitis/Tenosynovitis der Achillessehne (normale Dicke der Achillessehne 4–6 mm)
- Achillobursitis (Bursitis subachillea)
- Unterscheidung von Erguß, subkutanem Ödem oder Tenosynovitis der Streckersehnen bei geschwollenem Vorfuß

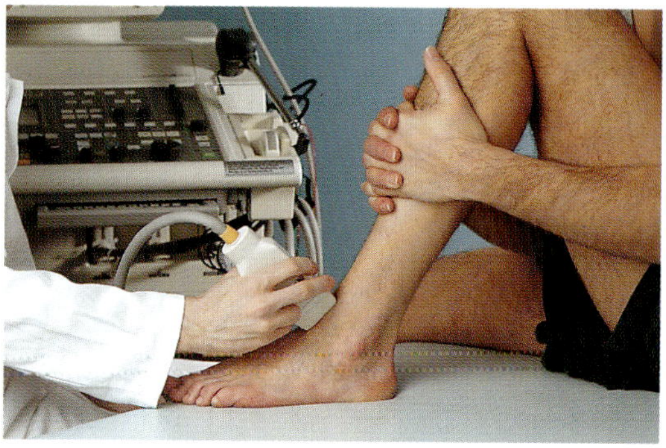

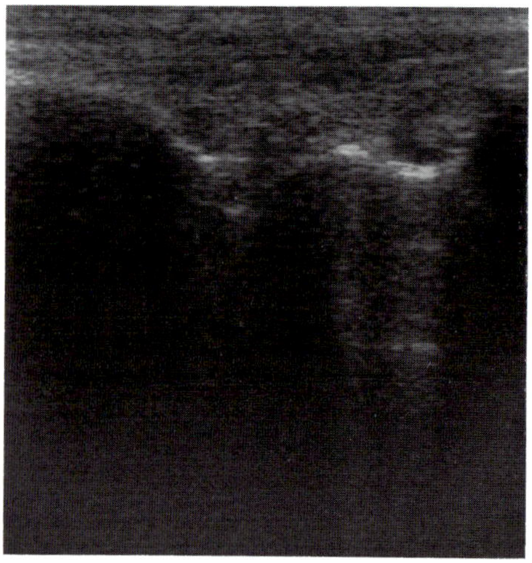

Normalbefund oberes Sprunggelenk (7,5 MHz)

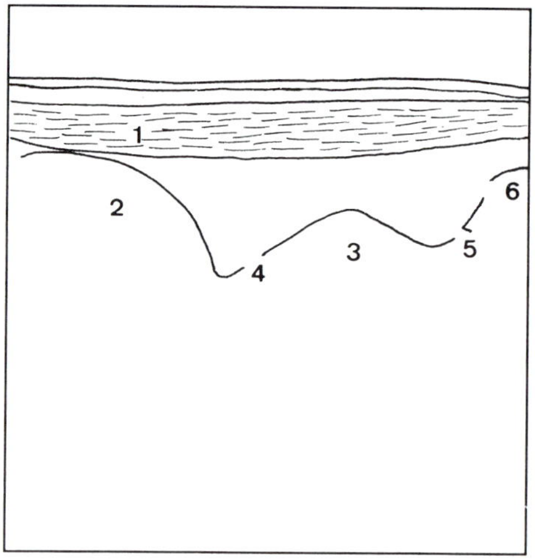

1 M. extensor digitorum longus
2 distales Tibiaende
3 Talus
4 oberes Sprunggelenk
5 unteres vorderes Sprunggelenk
6 Os naviculare

– Unterscheidung von Reizzuständen der Plantarfaszie und sehnennaher Bursitiden bei massiven plantaren Schwellungszuständen.

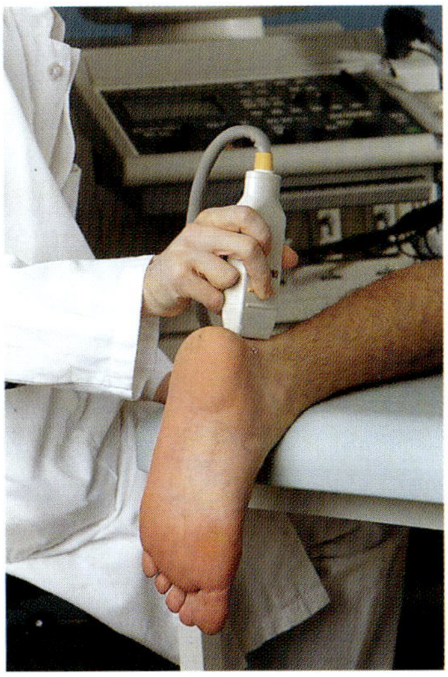

Dokumentation eines Sprunggelenksergusses

Meßort:
Die beste Ergußlokalisation erfolgt unterhalb des M. extensor digitorum longus. Der Erguß wird im oberen Sprunggelenk (Articulatio talocruralis) am besten zwischen Talus und Tibia, im unteren vorderen Sprunggelenk (Articulatio talocalcaneonavicularis) zwischen Talus und Os naviculare lokalisiert.

Danach legt man den Punktionsort fest und führt die Punktion von ventral durch (s. S. 66). Große Ergußbildungen zeigen sich auch malleolar medial oder lateral. Von dorsal können das obere und die unteren Sprunggelenke nicht beurteilt werden.

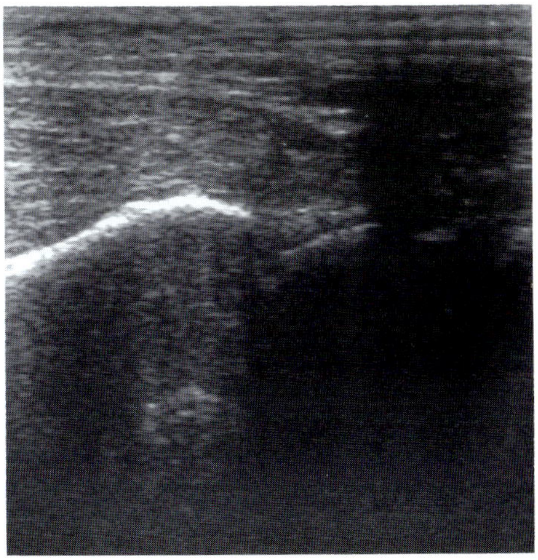

Normalbefund Achillessehne (7,5 MHz)

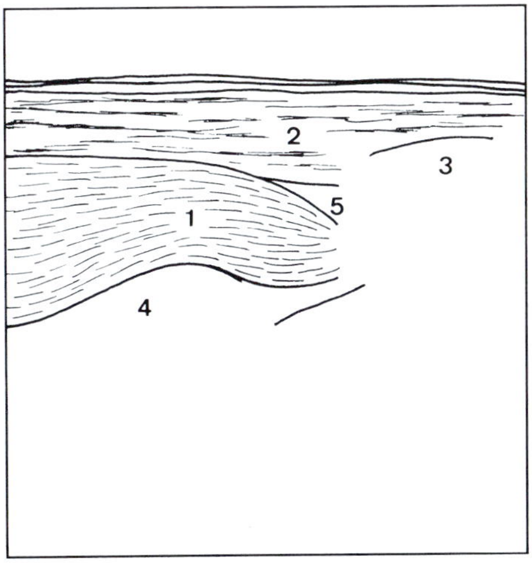

1 M. flexor hallucis longus
2 Achillessehne
3 Calcaneus
4 distales Tibiaende
5 Kager-Dreieck

Stellenwert der Sonographie vor Gelenkpunktion und Weichteilinfiltration

Sonographische Untersuchung ist *erforderlich:*

- Schulterregion
- Hüftregion
- Knöchelregion
- Baker-Zyste
- Bursitisverdacht

Sonographische Untersuchung ist *empfehlenswert:*

- Sternalbereich
- Ellenbogenbereich
- Handgelenksbereich (einschl. Karpaltunnel-Syndrom)
- Kniegelenksbereich

Sonographische Untersuchung ist *unnötig:*

- Kiefergelenk
- Finger- und Zehengelenke
- Iliosakralgelenk
- Facetten-Syndrome
- epidurale Injektion

Gelenkpunktionen

Indikationen

- Entlastung des Gelenks durch Entfernung eines Ergusses
- Diagnostik bzw. Differentialdiagnostik aus dem Punktat
- Einbringung von Pharmaka

Risiken der Gelenkpunktion

- Verletzung von Arterien, Venen, Nerven
- Verletzung von artikulären und periartikulären Strukturen (Knorpel, Sehnen, Bursen)
- Blutung infolge Gefäßverletzung oder bei erhöhter Blutungsneigung (spontan oder durch Antikoagulantientherapie)
- Keimeinschleppung bei ungenügender Asepsis

Voraussetzungen

- Begründete Indikation
- Röntgenbild des Gelenkes in 2 Ebenen zum Ausschluß von Knochenkrankheiten (spez. Tumoren, Metastasen)
- Sonographische Untersuchung des Gelenkes (siehe S. 2 ff.)
- Ausschluß von Kontraindikationen, wie spontane oder medikamentös induzierte Gerinnungsstörung, bakterielle Infektion in Gelenknähe
- Kenntnis der topographischen Anatomie des Gelenkes und Beherrschung der Punktionstechnik
- Steriles Vorgehen*

Vorbereitung und Durchführung

- Gelenkpunktionen nur in einem Raum, in dem keine septischen Eingriffe durchgeführt werden
- Während der Punktion sollten neben dem Patienten nur Arzt und Assistenz im Raum anwesend sein
- Bequeme Lagerung des Patienten bzw. der Extremität mit dem zu punktierenden Gelenk, diese soll ganz entkleidet sein
- Saubere, weiße Kleidung für Arzt und Assistenz (sterile Wäsche ist nicht erforderlich)
- Alle benötigten Utensilien müssen griffbereit vorbereitet sein (Punktionsset s. S. 28)
- Bei geplanter Injektion von Pharmaka sollten die Hilfsmittel zur Schocktherapie verfügbar sein (s. S. 38)
- Störende Behaarung mit der Schere abschneiden (beim Rasieren entstehen immer Hautverletzungen, die das Risiko einer Infektion erhöhen)
- Palpation des Gelenkes und Aufsuchen der geeigneten Injektionsstelle
- Zweimalige großflächige Wisch- oder Spray-Desinfektion der Gelenkumgebung mit erwiesenermaßen wirksamem alkoholischem Hautdesinfektionsmittel
- Einhalten einer Einwirkzeit von mindestens einer Minute (Herstellerangaben berücksichtigen!)
- Waschen und Desinfektion der Arzthände, sterile Handschuhe
- Wenn nötig: Markieren der Punktionsstelle oder Anzeichnung von zu vermeidenden Strukturen (Arterien, Sehnen) mit sterilem Dermoskript-Stift
- Setzen einer Lokalanästhesie ohne Adrenalinzusatz (außer bei Finger- und Zehengelenken)
- Bei oberflächlichen Gelenken kann die Punktion mit der Anästhesiekanüle erfolgen; bei tiefer gelegenen Gelenken ist evtl. Kanülenwechsel erforderlich
- Diagnostische Punktion des Gelenkes mit kleinstmöglicher Kanüle, um das Eindringen von Stanzzylindern aus der Haut in die Gelenkhöhle zu vermeiden; evtl. Verwendung von Spezialkanülen. Bei Verdacht auf Pyarthros dicke Kanüle verwenden

---

* In früheren Jahren wurde gefordert, daß Gelenkpunktionen nur unter Operationssaalbedingungen durchgeführt werden dürfen; dieses Postulat wird heute noch von manchen Chirurgen erhoben. Da aber Punktionen von Gelenken und Injektionen in Weichteile heute zur Routine jedes rheumatologisch tätigen Arztes gehören – niedergelassene Rheumatologen und Orthopäden verabreichen im Durchschnitt 6 solcher Injektionen pro Tag! (*Bernau* und *Köpcke*) – geht die Forderung nach Operationssaalbedingungen an der Realität vorbei. Wir verfahren nach den von der Deutschen Gesellschaft für Orthopädie sowie der Deutschen Gesellschaft für Rheumatologie herausgegebenen Richtlinien (*Rompe* et al.) sowie den eingehenden klinisch-hygienischen Untersuchungen von *Bernau* u. Mitarb.

- Zur Injektion eines Pharmakons Spritzenwechsel
- Nach Injektion eines Pharmakons
  - bei Injektion einer Corticoid-Kristallsuspension ½ ml Lokalanästhetikum nachspritzen, um Rückfluß in den Stichkanal zu vermeiden
  - bei Injektion eines Radionuklides Corticoid-Kristallsuspension nachspritzen, um eine zu starke entzündliche Reaktion zu vermeiden
  - Gelenk durchbewegen, damit sich das Injektionsgut gleichmäßig verteilt
  - anschließend Gelenk 24 Stunden schonen, um Abtransport des Medikamentes aus dem Gelenk nicht zu beschleunigen
- Nicht sprechen während der Punktion wegen der Gefahr der Übertragung von Mund-, Nasen- und Rachenkeimen
- Bei Nasen-Rachen-Infekt sollte Arzt, Assistenz oder Patient Mund-Nasen-Schutz tragen
- Nach Beendigung der Punktion bzw. Injektion steriler Wundschnellverband

Vorbereitung zwingender Punktionen oder Injektionen bei Patienten mit Blutungsneigung

- Bei Hämophilie A oder B Vollsubstitution mit Faktor VIII bzw. IX
- Bei Antikoagulantientherapie Vitamin K-Gabe und vorübergehende Heparinisierung

Spezielle Vorbereitung zur Punktion bzw. Injektion bei Kindern

- Bei Kleinkindern soll der Eingriff unter Kurznarkose durchgeführt werden, damit nicht durch Unruhe des Kindes Verletzungen entstehen können
- Kinder über 7 Jahre erhalten zuvor ein Sedativum; die Punktion selbst wird in Lokalanästhesie wie bei Erwachsenen durchgeführt

Punktionsset

Das vorbereitete Punktionsset soll folgendes enthalten

- Von der Deutschen Gesellschaft für Hygienemaßnahmen als wirksam befundenes alkoholisches Hautdesinfektionsmittel (z. B. Dibromol®, Kodan®, Sterillium®)
- Schere (zum Abschneiden von Haaren im Desinfektionsgebiet)
- Steriler Markierungsstift (Dermoskript-Stift)
- Sterile Tupfer, steriler Wundverband
- Sterile Einmalhandschuhe
- Sterile Einmalspritzen und -kanülen verschiedener Größe (s. Tab. 1)
- Sterile Tücher oder Lochtücher zum Abdecken
- Adrenalinfreies Lokalanästhetikum
- Corticoid-Kristallsuspension bzw. wasserlösliches Corticoid in Ampullen; gegebenenfalls anderes Injektionspräparat
- Meßbecher zur Aufnahme des Ergusses
- Leeres Reagenzglas mit Verschluß
- Na-Heparin (kein Lithium-Heparin)- oder EDTA-Röhrchen
- Sterile Röhrchen (für bakteriologische Untersuchung)
- Leukozytenpipette und verdünnte Methylenblaulösung (0,3 bis 0,5 ml handelsübliche Methylenblaulösung auf 10 ml 0,9%ige physiologische Kochsalzlösung)

Tab. **1** Für die Gelenkpunktion am häufigsten verwendete Kanülen

Größe	Maße in Gauge bzw. Zoll	∅ mm	Länge mm	Farbcode
1	20 × 1½″	0,90	40	gelb
	18 × 1½″	1,2	Kurzschliff	rosa
2	21 × 1½″	0,80	40	grün
12	22 × 1¼″	0,70	30	schwarz
14	23 × 1¼″	0,60	30	blau
16	23 × 1″	0,60	25	blau
18	26 × 1″	0,45	25	braun od. orange
Kanüle für ISG- bzw. Hüftgelenk	20 × 2⅘″	0,90	70	gelb
	20 × 2¾″	0,90	70	gelb

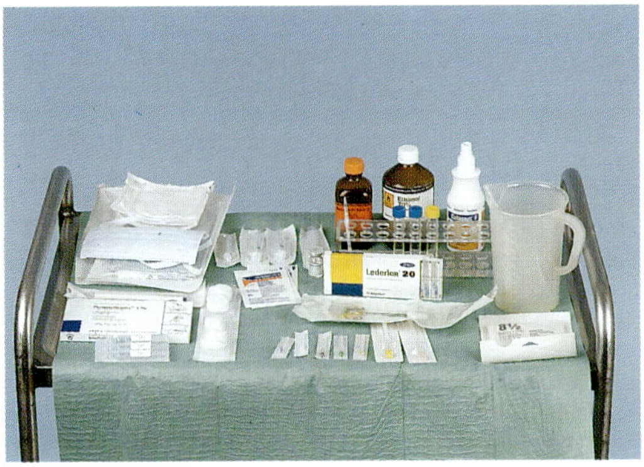

Vorbereitetes Punktionsset

Diagnostische Gelenkpunktion

Eine diagnostische Punktion wird ausgeführt

- zur Untersuchung des Gelenkpunktates
- zur Arthrographie oder Synovialbiopsie

Punktatanalyse

Nur durch Untersuchung des Punktates können gesichert werden

- bakteriell bedingte Entzündungen
- kristallinduzierte Arthritis
- Tumorbefall des Gelenkes

Die Synovia-Analyse erlaubt außerdem die Differenzierung

- entzündlicher von nichtentzündlichen Ergüssen
- des Ausmaßes der entzündlichen Aktivität einer Arthritis (auch zur Kontrolle des Therapieeffektes)
- einer traumatischen Gelenkschädigung

Procedere zur Synovia-Analyse

Auffangen des Ergusses in ein leeres Röhrchen

- Makroskopische Betrachtung
- Grobe Viskositätsprüfung: ein Tropfen Erguß zwischen gespreiztem Daumen und Zeigefinger zieht bei niedriger Viskosität einen Faden von < 1 cm, bei hoher Viskosität von 1–3 cm und bei sehr hoher von > 3 cm
- Evtl. biochemische und immunologische Untersuchungen

Auffangen des Ergusses in Heparin- oder EDTA-Röhrchen

- Sediment zur Kristallanalyse im Polarisationsmikroskop
  - Aufsuchen der Kristalle
    - Dunkelfeld bei Vergrößerung 10 × 10 und 40 × 10: Mikroskopeinstellung 0°/0°
    - Hellfeld: Mikroskopeinstellung 0°/90°
  - Differenzierung der Kristalle
    - Im Dunkelfeld bei Ortung eines Kristalles Filter einschieben (lila Hintergrund)
    - Objektträgertisch drehen, bis Nadel nach 10 Uhr oder 14 Uhr zeigt, da nur dann die charakteristischen Farben auftreten
- Analyse der Leukozytenzahl
  - Leukozytenpipette bis 0,5 mit Erguß aufziehen und mit verdünnter Methylenblaulösung bis 1,1 auffüllen
  - ca. 10 Min. am Schüttellager einwirken lassen
  - Nach 10 Min. in Neubauer-Zählkammer auszählen
    - bei Vergrößerung 40 × 10 blaugefärbte Leukozyten auszählen
    - bei Vergrößerung 10 × 10 nur auszählen, wenn keine Erythrozyten vorhanden
    - 4 Eckfelder zu je 16 Quadraten (= 64 Quadrate) auszählen
  - Leukozyten pro µl angeben (50x ausgezählte Zellen)
- Zelldifferenzierung
  - Ergruß zentrifugieren (1200–1400 Umdrehungen/10 Min.)
  - Überstand verwerfen bis 0,5 ml; den Rest aufschütteln und dicken Ausstrich anfertigen
  - Synoviaausstrich wie Blutausstrich färben
  - Leukozyten differenzieren (mit Zählmaschine)

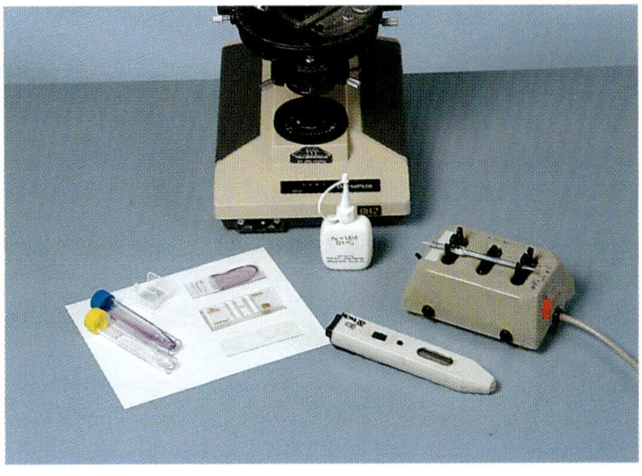

Pipette auf dem Schüttellager

Auffangen des Ergusses in ein steriles Röhrchen ohne Zusatz

- Nativausstrich zur Gramfärbung
- Anlage einer Bakterienkultur

Auffangen des Restergusses in einen Meßbecher

- Bestimmung der Gesamtergußmenge

Besonders zu beachten:

- Der Erguß soll möglichst umgehend nach Entleerung untersucht werden, wobei auch Abkühlung zu vermeiden ist
- Die Leukozytenzahl und der Anteil der polymorphkernigen Granulozyten fallen bereits nach 2 Stunden deutlich ab und lassen nach 5–6 Stunden einen entzündlichen Erguß als nichtentzündlich erscheinen
- Zur bakteriologischen Untersuchung sollte der Erguß dem Labor möglichst körperwarm überbracht werden
- Bei längerem Stehen verändern sich die Kristalle
  - schon nach wenigen Stunden nimmt die Zahl der Kalziumpyrophosphatkristalle ab, nach 24 Stunden sind sie nicht mehr nachweisbar
  - Harnsäurekristalle lösen sich in Abhängigkeit vom pH und der Raumtemperatur auf; sie werden mit der Zeit kleiner und weniger doppelbrechend und verschwinden nach einigen Tagen
  - Apatitkristalle können noch nach Monaten erkannt werden
  - es entwickeln sich aber rasch (innerhalb einer Woche) artifizielle Kristalle, die zu Fehldiagnosen Anlaß geben

Fazit: Verschickung des Gelenkpunktates mit der Post ist sinnlos!

Bewertung der verschiedenen Untersuchungen

Makroskopische Betrachtung (s. Abb. unten)

- Schon bei der Punktion läßt sich der helle, klare, nichtentzündliche Erguß von einem gelblichgrünlichen, leicht bis stark getrübten, entzündlichen Exsudat unterscheiden
- Ein milchiger, trüber Erguß spricht für eine Kristallarthritis
- Bei bakterieller Infektion ist der Erguß eher rahmig und flockig
- Blutige Ergüsse findet man posttraumatisch, bei Blutergelenken, während Antikoagulantientherapie, bei Gelenktumoren, der Synovitis villonodularis und manchmal bei Chondrokalzinose.
  Eine artifizielle Blutbeimengung durch die Punktion erkennt man daran, daß der Erguß zunächst nicht hämorrhagisch war

Zellzahl und Zellart

- Während man in der physiologischen Synovia nicht mehr als 100 mm³ Leukozyten mit weniger als 10% Neutrophilen findet, zeigen nichtentzündliche Ergüsse bis zu 2000 mm³ Leukozyten und bis zu 20% Neutrophile

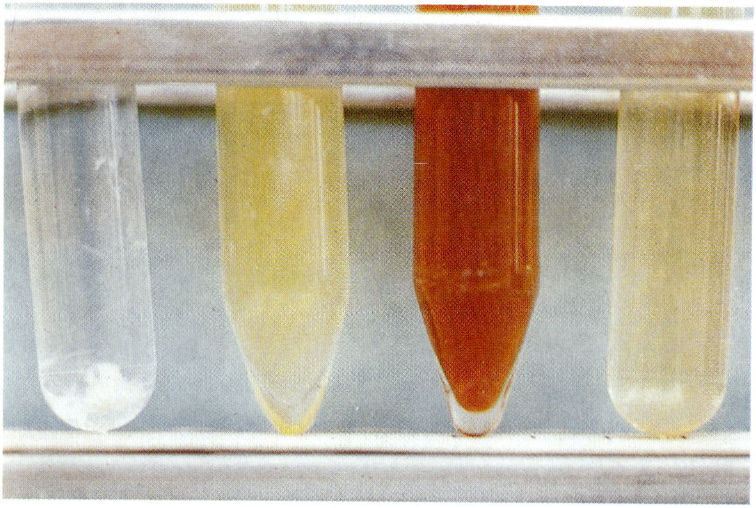

Von links nach rechts: nichtentzündlicher Erguß mit Mucin-Gerinnsel; zellreicher Erguß bei chron. Polyarthritis; hämorrhagischer Erguß nach Trauma; Reizerguß bei Arthrose. (Aus: *Bach, G. L., F. Schilling:* Kennbilder der wichtigsten rheumatischen Erkrankungen für die Diagnostik in der Praxis. Eular Verlag, Basel 1977)

- Nichtinfektiöse entzündliche Ergüsse zeigen je nach Aktivität 2000–50 000 mm^3 Leukozyten, davon 50–90% Neutrophile. Die höchsten entzündlichen Reaktionen werden bei kristallinduzierten Arthritiden gefunden
- Bei infektiösen Ergüssen findet man über 50 000 mm^3 Leukozyten mit 90 und mehr % Neutrophilen
- Bei c. P. und SLE findet man reichlich sog. *Rhagozyten*. Das sind polynukleäre Leukozyten oder Makrophagen, die 0,5–3μ große, ganz runde, meist an der Peripherie gelegene lichtbrechende Granula enthalten. Diese enthalten Antikörperkomplexe und bei c. P. aus dem Rheumafaktor entstehende 22-S-Globuline. Das Bild erinnert an eine gegen das Licht gehaltene Traube mit ihren Kernen (ῥάξ, ῥαγός = Traubenkern). Rhagozyten sind nicht krankheitsspezifisch; sie kommen – allerdings in viel geringerer Zahl – auch bei anderen entzündlichen Ergüssen vor.

Viskosität

Die physiologische Synovia hat eine hohe Viskosität. Je stärker entzündlich der Erguß ist, um so geringer wird die Viskosität, da der Gehalt an Hyaluronsäure mit zunehmender Entzündung abnimmt. Für die Praxis genügt der erwähnte „Fingertest". Für wissenschaftliche Fragestellungen kann die Viskosität mit Hilfe eines Viskosimeters exakt bestimmt werden.

Kristalle

Kristallbildung im Gelenk ist nur möglich, wenn

- die Synovia von der Substanz übersättigt ist
- Kristallisationskeime vorhanden sind
- das enzymatische Gleichgewicht gestört ist

Zum **Kristallnachweis** ist ein Polarisationszusatz zum Mikroskop erforderlich. Zum Nachweis von Mikrokristallen ist Elektronenmikroskopie nötig. Daß **Kristalle in vivo** vorhanden waren und nicht erst infolge längeren Transports durch Temperaturänderung oder pH-Verschiebung entstanden sind, ist erwiesen, wenn sie zumindest zum Teil intrazellulär liegen, d. h. phagozytiert worden sind.

Harnsäure (Na-Monourat)-Kristalle sind lang und spitzig, 2–30 μm lang und maximal 1 μm schmal; sie sind stark negativ doppelbrechend. Bei intrazellulärer Lage sind sie beweisend für eine Harnsäuregicht.

Calciumpyrophosphatkristalle sind klein (2–20 μm), von rhomboider oder kubischer Form, nur gering positiv oder gar nicht doppelbrechend. Sie sind charakteristisch für die Chondrokalzinose bzw. die akute Kalkgicht – beides Manifestationen der Calciumpyrophosphatdihydrat-Ablagerungs-Krankheit.

Hydroxyapatitkristalle gehören zu den basischen Calciumphosphaten. Sie sind sehr klein (< 0,15 μm), rund oder polygonal und oft in Haufen zusammengeklumpt. Sie sind im Lichtmikroskop erst nach Alizarinrotfärbung erkennbar. Achtung: Auch Calciumpyrophosphat färbt sich mit diesem Farbstoff an. Sicherer Nachweis von Hydroxyapatit gelingt nur durch Elektronenmikroskopie oder Phasenkontrastmikroskopie.

Corticoidkristalle findet man je nach Löslichkeit des verwendeten Esters oft noch Wochen nach einer durchgeführten Injektion. Die Kristalle sind je nach Präparat von sehr unterschiedlicher Form und Größe. Zu ihrer Erkennung ist die Anamnese entscheidend.

Cholesterinkristalle sind großflächige Parallelogramme (bis 50 μm) und zeigen oft ausgebrochene Ecken. Sie liegen immer nur extrazellulär, häufig in mehreren Schichten übereinander. Es gibt aber auch kleinere spitze Nadeln, die mit Harnsäure verwechselt werden können. Cholesterinkristalle sind doppelbrechend. Der Nachweis von Cholesterinkristallen ist nicht an erhöhte Blutcholesterinwerte gebunden; sie haben also keine diagnostische Bedeutung. Man findet sie jedoch häufig bei chronischer Polyarthritis.

Calciumoxalatkristalle haben eine typische Briefkuvertform und sind 2–10 μm groß. Man findet sie bei der seltenen Oxalose, aber auch als Arthritisursache bei Hyperoxalämie durch fortgesetzte Hämo- oder Peritonealdialyse.

Lipidkristalle erscheinen im Polarisationsmikroskop typischerweise als sog. Malteserkreuze; sie sind doppelbrechend. Sie werden nicht selten in Ergüssen gefunden, bleiben aber extrazellulär und haben keinen diagnostischen Wert.

Artifizielle Kristalle können sich z. B. um Staubpartikel, Talkumreste von den Handschuhen entwickeln. Sie können doppelbrechend sein und sich auch mit Alizarin anfärben, so daß sie schwierig zu diagnostizieren sind. Man vermeidet artifizielle Kristalle, wenn man die Untersuchung unmittelbar nach der Punktion durchführt.

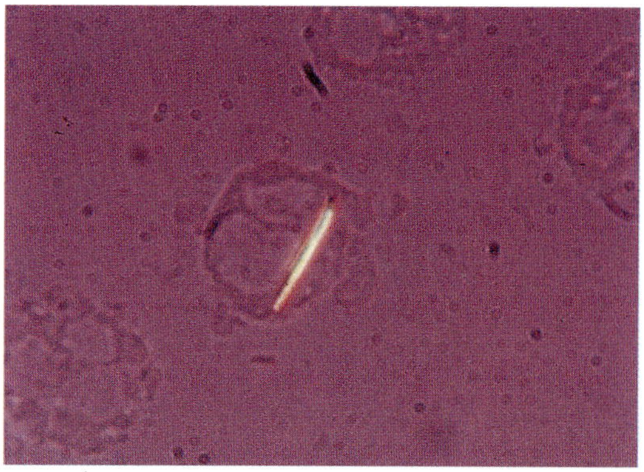
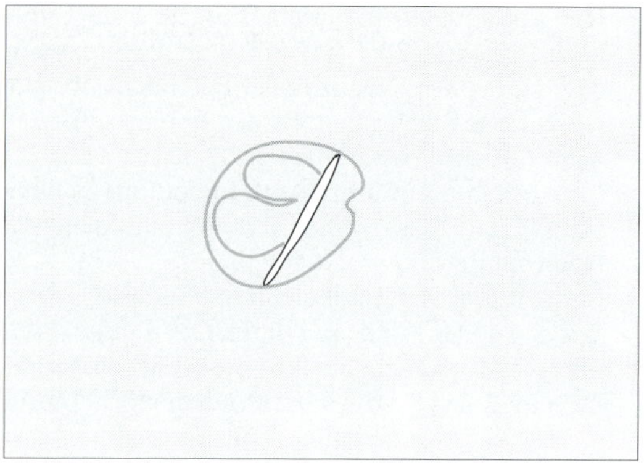

Mononatriumuratkristall (phagozytiert von einem segmentkernigen Granulozyten) in der Synovialflüssigkeit. Negative Doppelbrechung (Polarisationsmikroskop mit Rotkompensator)

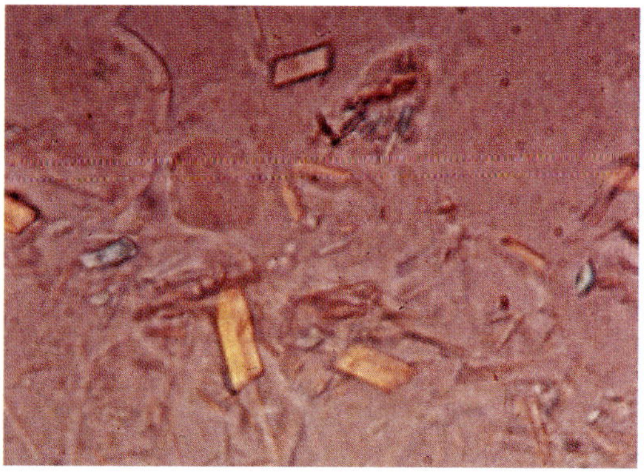
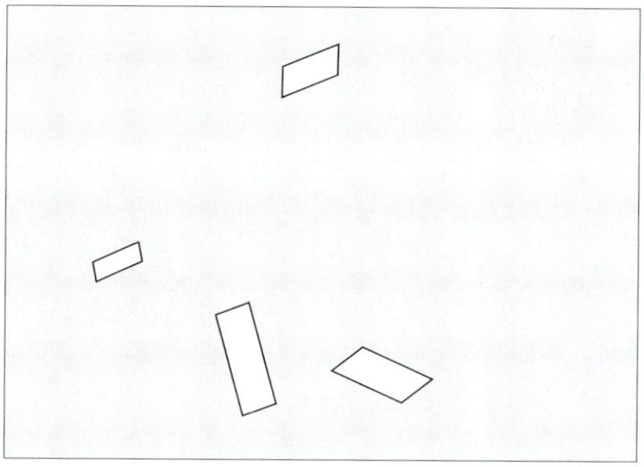

Calciumpyrophosphatdihydratkristalle (schwach positiv doppelbrechend, rhombische Gestalt) in der Synovialflüssigkeit

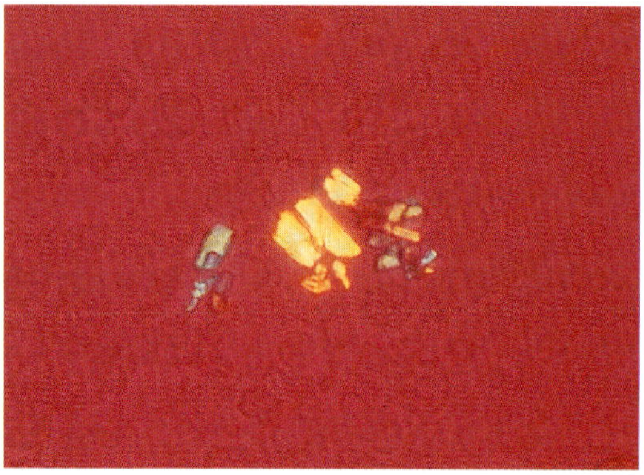
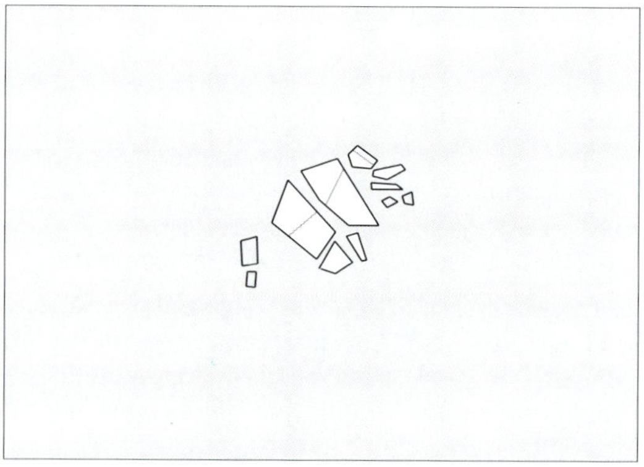

Triamcinolonacetonidkristalle

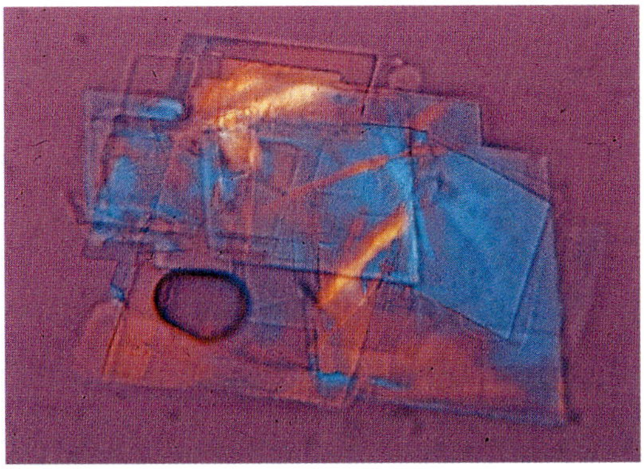

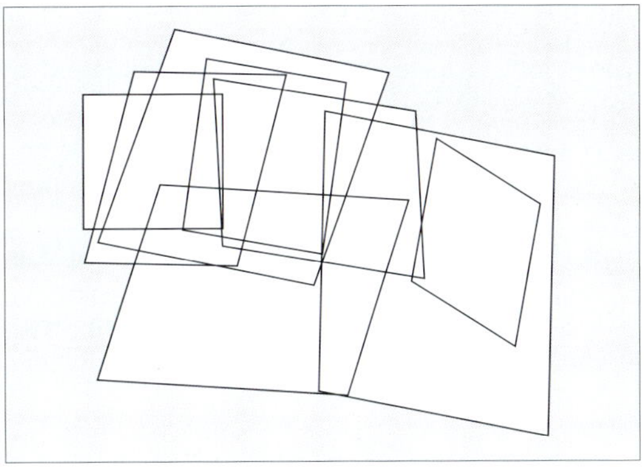

Cholesterinkristalle

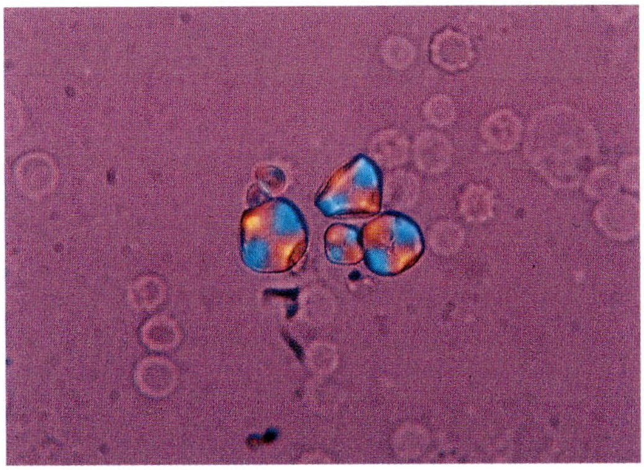

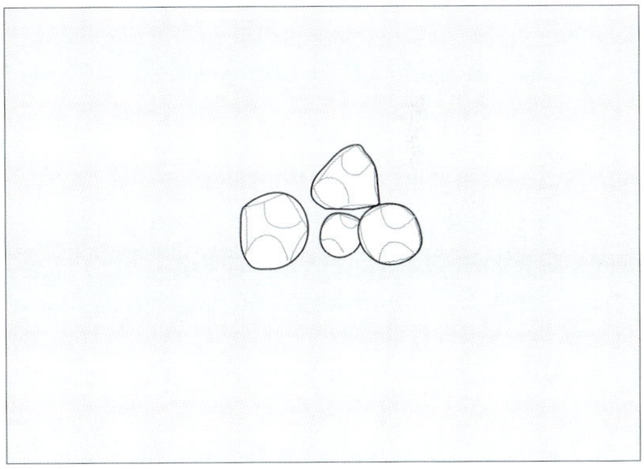

Calciumoxalatkristalle bei Oxalose

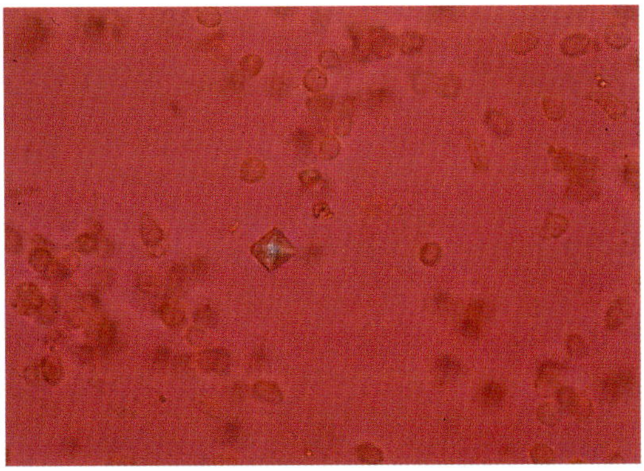

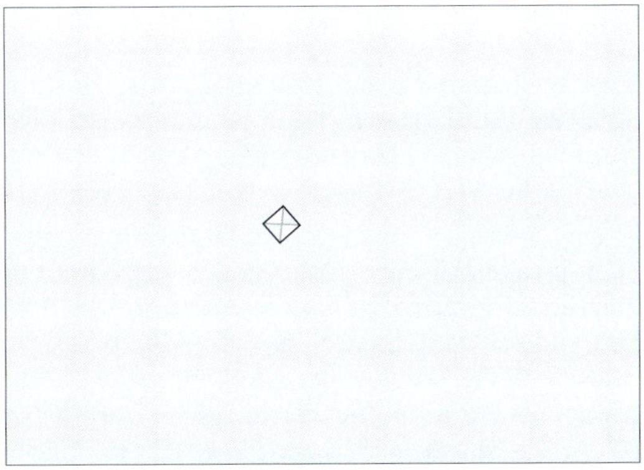

Lipidtröpfchen (Malteserkreuze im doppelbrechenden Licht)

Bakteriennachweis

Bakterielle Arthritiden können auftreten (Reihenfolge nach Häufigkeit)

- Nach Gelenkoperationen
- durch Keimeinschleppung bei Gelenkpunktion (meist Staphylokokken)
- bei hämatogener Sepsis (Hämophilus influenzae, Pneumokokken, gramnegative Keime)
- bei chronischer Polyarthritis während langfristiger, hochdosierter Therapie mit Corticoiden und Immunsuppressiva
- bei Abwehrgeschwächten (Tumorpatienten, unter Zytostatikatherapie, AIDS-Erkrankte)
- nach Gonokokkeninfektion

Nachweis von Erregern

- Bakterielle Kulturen ergeben selbst bei optimalen Bedingungen (Erguß sofort nach Punktion körperwarm ins Labor) nur in 50–80% der Fälle ein positives Ergebnis
- Deshalb ist Ausstrich mit Gramfärbung von hoher diagnostischer Bedeutung, speziell für den Staphylokokken- und Gonokokkennachweis

Biochemische und immunologische Untersuchung

Für die klinische Routinediagnostik genügen die bisher erwähnten Analysen. Von einzelnen Spezialisten werden noch zusätzliche Untersuchungen gefordert, die aber mehr Wert für wissenschaftliche Fragestellungen als für die Praxis haben.
Der **Glukosewert** im Erguß entspricht bei nichtentzündlichen Ergüssen dem gleichzeitigen Blutzuckerwert, liegt aber bei entzündlichen Ergüssen deutlich darunter.

Die **Laktatwerte** sind stark erhöht (über 5 mmol) bei bakteriellen Infektionen mit Ausnahme der Gonokokken-Arthritis, allerdings auch bei anderen entzündlichen Arthropathien.

Die Bestimmung von **Rheumafaktor**, **antinukleären Antikörpern**, **Komplementverbrauch** wird von einigen Laboratorien empfohlen. Ihr diagnostischer Wert ist zweifelhaft.

Dagegen können mittels aufwendiger immunzyto- und histochemischer Untersuchungen **Antigenpartikel** von Erregern nachgewiesen werden, die mit anderen Verfahren nicht feststellbar sind. So kann z. B. die Chlamydien-Ätiologie einer rezidivierenden Arthritis gesichert werden (*Cornélis* et al., *Chary-Valckenaere* et al.).

Auch die schwierige Diagnose der chronischen Lyme-Arthritis kann mittels Polymerase-Kettenreaktion durch Borrelien-DNA-Nachweis auch in jenen Fällen gesichert werden, bei denen die Borrelien selbst infolge Antibiotika-Therapie nicht mehr nachweisbar sind (*Hermann* u. *Meyer zum Büschenfelde*, *Nocton* et al.).

Diese Untersuchungen führen sich z. Zt. mehr und mehr in die Routinediagnostik ein.

Arthrographie

Die Arthrographie ist eine alte Methode zur Darstellung der innerartikulären Verhältnisse. Man injiziert nach Gelenkpunktion ein wasserlösliches Kontrastmittel (z. B. Solutrast®) und/oder Luft (bzw. O_2).
Als Indikation galten in erster Linie posttraumatische Schäden, Verdacht auf freie Gelenkkörper, Nachweis der Ausdehnung einer Gelenkzyste sowie Differenzierung der Periarthropathien an der Schulter. Für die Diagnose und Differentialdiagnose einer entzündlich-rheumatischen Krankheit bietet die Arthrographie keine Vorteile.
Die Arthrographie ist heute sehr in den Hintergrund getreten, da man mit Hilfe des Ultraschalls und der Kernspin-Resonanz-Tomographie die erwähnten Fragen besser und für den Patienten schonender klären kann.
Im Zweifelsfall bietet die **Arthroskopie** gleichzeitig die Möglichkeit einer bioptischen Untersuchung und wenn nötig einer operativen Intervention.

Synovialbiopsie

Um spezielle Krankheiten bei monartikulärem Befall, z. B. Tuberkulose, Amyloidose, Hämochromatose, Tumoren, nachzuweisen, hat man – sofern man sich nicht zu einem operativen Vorgehen entschlossen hat – Blindpunktionen der Synovialis vorgenommen und dafür auch Spezialnadeln bzw. -trokars (z. B. Biopsienadel nach Parker und Pearson) entwickelt.
Auch dieses Vorgehen wird heute durch die Arthroskopie ersetzt, die gezielte Gewebeentnahme ermöglicht.

Therapeutische Gelenkpunktion

Neben diagnostischen dient die Gelenkpunktion auch therapeutischen Zwecken:

- Entlastung des Gelenkes von einem Erguß, der zu Überdehnung des Bandapparates führt
- Einbringung von Pharmaka, welche den pathologischen Prozeß zu beeinflussen vermögen

Corticoide

„Keine andere Behandlung der Arthritis hat so ausgezeichnete, so häufige, so lange anhaltende Erfolge und so wenig Nebenwirkungen". *J. Hollander*

Wirkungsmechanismus

Die Wirkungsmechanismen einer Corticoidtherapie sind heute in groben Zügen geklärt. Um die gewünschte entzündungs- und exsudationshemmende sowie immunsupprimierende Wirkung zu erzielen, bedarf es einer Dosierung, die deutlich oberhalb des physiologischen Bereiches dieser Hormone liegt. Die Wirkungen kommen auf verschiedenen Wegen, die sich überwiegend auf der molekularen Ebene abspielen, zustande:

- Hemmung der Arachnidonsäurekaskade und damit der Prostaglandine und Leukotriene.
- Blockierung von Zytokinen, bevorzugt IL_1, IL_6 und Tumornekrosefaktor

Diese Mechanismen sind auch für die Wirkung örtlich applizierter Corticoide auf die Synovialzellen verantwortlich:

- Abfall der Hyaluronsäurekonzentration, der Aminopeptidaseaktivität, der Polysaccharide, des Komplement C_4 und gleichzeitig Anstieg der Viskosität und des cAMP
- Diese Effekte sind nur zum Teil erwünscht. Sie können die Kollagensynthese im Gelenk hemmen, die Knorpelmatrixbildung stören und zum Abfall von Proteoglykan und Glukosaminoglykan führen

Aus diesen Erkenntnissen leiten sich die Indikationen und Kontraindikationen sowie die Dosierung und die Häufigkeit der Anwendung dieser Therapieform ab.

Voraussetzungen zum Erzielen der erwarteten Wirkung

- Vorhandener Erguß muß soweit als möglich entleert werden (s. S. 39)
- Keine Verdünnung der Corticoidsuspension mit einem Lokalanästhetikum (s. S. 39)
- Sichere intraartikuläre Lage der Kanüle (s. S. 37)
- über 24 Stunden nach beendeter Injektion soll das Gelenk so wenig wie möglich bewegt werden (s. S. 39)

Indikationen und Kontraindikationen

Indikationen

- Nicht bakteriell bedingte Mon- oder Oligarthritis
  - Atypischer Beginn einer chronischen Polyarthritis
  - Beginn einer Spondylitis ankylosans
- Nach Allgemeinbehandlung persistierende Entzündung in einem oder in wenigen Gelenken bei chronischen Gelenkentzündungen
  - Chronische Polyarthritis
  - Seronegative Spondarthritiden (Spondylitis ankylosans, Morbus Reiter, Psoriasis-Arthritis, Arthritis bei Colitis ulcerosa oder Morbus Crohn)
  - Systemischer Lupus erythematodes
  - Nicht spontan abheilende reaktive Arthritiden, z. B. nach Darminfektion (speziell Yersinien), Lyme-Arthritis, Arthritis bei AIDS
- Akute exsudative Kristallarthritis
  - Harnsäuregicht
  - Kalk (= Pseudo)gicht
  - Hydroxyapatit-Rheumatismus
- Reaktive Synovitis bei Arthrose (aktivierte Arthrose, Reizzustand bei Arthrose, dekompensierte Arthrose)
- Hydrops articulorum intermittens
- Entzündliche Reaktion bei Blutergelenken
- Fibrosierende Schultersteife (frozen shoulder, Capsulite rétractile) zur Erleichterung der aktiven Bewegungstherapie
- Zur Erleichterung der Rehabilitation nach Gelenkoperationen
- Zusatz zur chemischen oder Radionuklid-Synoviorthese (um akute entzündliche Reaktionen zu verhindern (s. S. 42)

Keine Indikationen sind:

- Degenerative Gelenkveränderungen ohne erwiesene entzündliche Reaktion
- Trotz mehrfacher Injektion rezidivierende Ergüsse: Hier ist Synoviorthese (s. S. 40 ff) oder Synovektomie zu empfehlen
- Periarthropathien: Hier ist lokale Infiltrationstherapie indiziert (s. S. 83 ff)

Indikationen in der Pädiatrie

(Spezielle Vorbereitung s. S. 28; Dosierungsangaben s. S. 40)

Bei Kindern mit **oligartikulärer Form der juvenilen chronischen Arthritis,** bei welcher meist große, speziell Kniegelenke betroffen sind, gilt heute die intraartikuläre Injektion eines langwirkenden Kortikoides als Therapie der Wahl, sofern physikalische Therapie und nächtliche Schienung sowie NSAR nicht ausreichen bzw. NSAR nicht vertragen werden. Dringend ist die Injektion, wenn sich Flexionskontrakturen und Muskelschwund einstellen. Da diese Arthritisform meist selbstlimitierend ist, kommt alles darauf an, die aktive Phase so zu überbrücken, daß so wenig wie möglich Defekte im Gelenk zurückbleiben. Das ist durch die Injektion langwirkender Corticoide gesichert möglich. Die Injektion sollte nicht öfter als ein- bis zweimal angewandt werden, Wiederholung allenfalls nach 6 Monaten. Von einzelnen Pädiatern wird empfohlen, mehrere Gelenke gleichzeitig zu injizieren; das Risiko sei dabei nicht erhöht (*Pugh* et al.). Am besten und am längsten anhaltend ist die Wirkung

- bei der frühkindlichen Form
- bei kurzer Krankheitsdauer
- bei hoher Corticoiddosierung (s. S. 40)

Bei der **polyarthritischen Verlaufsform,** die vorwiegend bei älteren Kindern auftritt, richtet sich die Indikation nach den Regeln der Behandlung der chronischen Polyarthritis bei Erwachsenen.

Die **systemische Form der juvenilen chronischen Arthritis** (Still-Syndrom) erfordert eine systemische Corticoidtherapie, da hier die extraartikulären Veränderungen im Vordergrund stehen. Lokale Injektionen von Corticoiden sind selten indiziert.

Vor **Injektionen ins Hüftgelenk** wird überwiegend gewarnt.

Kleine Gelenke eignen sich bei Kindern wenig für eine intraartikuläre Injektion.

Das Risiko von **Haut- und Fettgewebsatrophien** im Stichkanalbereich ist bei Kindern besonders groß; ein Reflux muß daher besonders gewissenhaft vermieden werden (s. S. 37).

Kontraindikationen

- Bakteriell bedingte Arthritis
- Bakterielle Infektion oder Psoriasisherd in Gelenkumgebung
- Schwerer Allgemeininfekt (da dieser sich infolge Schwächung der örtlichen Abwehr im Gelenk absiedeln kann)
- Blutungsneigung (spontan oder durch Antikoagulantientherapie). Vorgehen bei dringlicher Punktion s. S. 28.
- Instabile oder stark zerstörte Gelenke
- Synovitis nach Gelenkfraktur

Risiken der intraartikulären Corticoidinjektion und ihre Vermeidung

Das **Infektionsrisiko** ist bei Injektion eines Corticoides gegenüber einer ausschließlichen Gelenkpunktion deutlich erhöht. Deshalb muß die Indikation besonders streng gestellt, und es müssen die erwähnten Regeln der Asepsis (s. S. 27) ganz korrekt eingehalten werden. Während 1958 noch auf 1000 Injektionen eine Infektion beobachtet wurde, ergab die jüngste Analyse von 150 000 Injektionen nur noch 1 Infektion auf 35 000 (*Bernau*).

Das Auftreten einer **Kristallsynovitis** hängt wesentlich von der Größe der Kristalle ab. Bei Präparaten mit kleinen Kristallen (s. S. 39) sind sie sehr selten. Im Gegensatz zur bakteriellen Entzündung, die sich erst nach einigen Tagen bemerkbar macht, tritt die Kristallsynovitis nach wenigen Stunden auf, macht keine Allgemeinsymptome und klingt in wenigen Tagen ab. Trotzdem kann die Differentialdiagnose im Einzelfall schwierig sein. Dann ist erneute Punktion und Synovialanalyse erforderlich.

Die erwähnten Einflüsse auf den **Knorpelstoffwechsel** haben bei höheren Dosen im Tierversuch zur Knorpeldegeneration und damit zu vorzeitiger Arthrose geführt. In der Anfangsära der intraartikulären Corticoidtherapie wurden solche Komplikationen auch beim Menschen beobachtet. Bei Einhaltung der heute gültigen Regeln gehören sie zu den Seltenheiten: Nur kleine Dosen, Wiederholung der Injektion nicht unter 4 Wochen Intervall, nicht mehr als 3 bis maximal 4 Injektionen pro Gelenk und Jahr.

Dazu äußern sich *Dixon* und *Graber*: „Die Beseitigung der Entzündung verhindert einen Knorpelschaden mehr, als die Injektion ihn theoretisch hervorrufen kann."

Aseptische Knochennekrosen speziell des Hüftkopfes wurden in den 50er Jahren als Folge von Corticoidinjektionen ins Hüftgelenk beschrieben; der Zusammenhang wurde aber nie zweifelsfrei geklärt. In einigen neueren Berichten über diese Komplikation waren exzessive Dosen injiziert worden, und die Nekrose trat nicht immer im Bereich des injizierten Gelenkes auf, so daß von einer systemischen Wirkung ausgegangen werden muß. Bei den heute gültigen Regeln kommen Osteonekrosen praktisch nicht vor.

Daß intraartikulär injizierte Kortikoide eine **hormonale Allgemeinwirkung** haben können, weiß man aus der Erfahrung, daß sich nach Injektion in ein Gelenk auch die Beschwerden und Symptome in anderen Gelenken bessern können. Das Ausmaß der Resorption aus dem Gelenk hängt vom Entzündungsgrad der Synovialis, von der injizierten Dosis, der Häufigkeit der Injektion und ganz besonders von der Löslichkeit des Präparates ab. Deshalb bevorzugt man heute weltweit schwerlösliche Zubereitungen (s. S. 39).

Wenn Corticoide in größerem Volumen in kleine Gelenke gespritzt werden, so tritt ein Teil des Präparates durch den Stichkanal in das umgebende Gewebe aus. Dort können Kristallsuspensionen **periartikuläre Verkalkungen** hervorrufen. Diese bestehen aus Apatit, bleiben oft klinisch stumm und resorbieren sich nach Monaten bis Jahren wieder. Sie können aber auch ihrerseits entzündliche Reaktionen hervorrufen oder die Funktion des Gelenkes behindern. Deshalb sollte man in kleine Gelenke nur kleine Volumina mit möglichst kleiner Nadel injizieren.

Fluorierte Corticoid-Kristallsuspensionen können, wie man von der i. m. Injektion her weiß, im Gewebe Atrophien hervorrufen. Nach intraartikulärer Injektion kann es zu lokalen **Hautatrophien** an der Einstichstelle kommen, wenn das Corticoid in den Stichkanal zurückläuft. Da solche Atrophien kosmetisch stören und schon Prozesse gegen Ärzte ausgelöst haben, empfiehlt es sich, nach der Corticoidinjektion noch einen ½ ml Lokalanästhetikum nachzuspritzen.

Unmittelbar nach einer Corticoidinjektion wurde bei manchen Patienten ein **Flush** beobachtet, wie man ihn von der schnellen intravenösen Injektion von Corticoiden in sehr hoher Dosis kennt. Der Flush kann angeblich mehrere Stunden bis zu einem Tag anhalten. Bei Verwendung schwer löslicher Corticoide ist ein solches Ereignis kaum erklärbar.

Allergische Reaktionen bis zum anaphylaktischen Schock können auf das Lokalanästhetikum, aber auch auf das Corticoid zurückzuführen sein. In der Mehrzahl der Fälle werden der Ester, die Vehikelsubstanz, der Lösungsvermittler oder zugesetzte Stabilisatoren dafür verantwortlich sein. Es gibt aber gesicherte Beobachtungen, daß auch das physiologische Cortisol ein Allergen sein kann. Glücklicherweise gehören solche Vorkommnisse zu den größten Seltenheiten. Aber jeder Arzt, der irgendwelche Injektionen verabreicht, muß für solche Notfälle vorbereitet sein (s. S. 38).

Regeln zur Vermeidung von Komplikationen

- Strenge Indikationsstellung
- Korrekte Asepsis
- Keine Injektion bei bakterieller Infektion oder Psoriasisherd in Gelenkumgebung
- Keine Injektion während eines Allgemeininfekts
- Injektion nur bei sicherer intraartikulärer Lage der Nadelspitze (gegebenenfalls Röntgenkontrolle)
- Verwendung eines Corticoides mit kleiner Kristallgröße
- Bevorzugung eines schwer löslichen Corticoidesters
- Bei kleinen Gelenken nur kleine Volumina, evtl. wasserlösliches Corticoid
- Pro Injektion nur kleine Corticoiddosen (Ausnahme: Kinder s. S. 40)
- Wiederholungsinjektion am gleichen Gelenk nicht vor 4 Wochen
- Nicht mehr als 3 bis maximal 4 Injektionen pro Gelenk und Jahr
- Bei Kristallsuspension Vermeidung eines Corticoidrückflusses aus dem Stichkanal durch Nachinjektion von Lokalanästhetikum

Verhalten bei Komplikationen

Bei **starker Blutung** infolge der Punktion sollte die Punktion abgebrochen werden. Wenn keine erhöhte Blutungsneigung besteht, sollte ein erneuter Punktionsversuch erst am nächsten Tag an anderer Stelle erfolgen.

Bei **Kristallsynovitis** sollte das Gelenk ruhiggestellt werden; ferner helfen Eispackungen, evtl. ein Analgetikum. Wenn nach 24 Stunden keine entscheidende Besserung eingetreten ist, besteht Verdacht auf bakterielle Infektion; dann sollte Punktion und Synovialanalyse erfolgen.

Schon bei Verdacht auf **bakterielle Infektion** ist die Klinikeinweisung erforderlich (persönliches Gespräch mit dem dort zuständigen Kollegen). Außerdem muß bei begründetem Verdacht *sofort*, d. h. noch vor Erhalt der Laborergebnisse, eine hochdosierte intravenöse Antibiotikatherapie begonnen werden. Da es sich fast immer um Staphylokokken handelt, empfehlen sich Staphylokokken-wirksame Antibiotika, z. B. Flucloxazillin (Staphylex®), gegebenenfalls auch Cefotiam (Spicef®) oder Cefotaxim (Claforan®). Eine Änderung des Antibiotikums soll erst vorgenommen werden, wenn die Empfindlichkeitstestung vorliegt. Bei refraktären Fällen hat sich Imipenem (Zienam®) bewährt.

Bei **allergischer Reaktion** vom verzögerten Typ (Juckreiz, Erythem, Exanthem, Urtikaria) genügen meist Antihistaminika (H_1-und H_2-Rezeptorenblocker). Überwachung ist aber erforderlich.

Der **anaphylaktische Schock** beruht auf einer generalisierten Antigen-Antikörper-Reaktion vom Soforttyp. Er tritt meist innerhalb von Sekunden bis Minuten ein. Der immer unmittelbare lebensbedrohliche Zustand macht die Klinikeinweisung des Patienten notwendig. Als erste Maßnahmen sind erforderlich

- Lagerung des Patienten zur Freihaltung der Atemwege
- Falls nötig Reanimation: Mund-zu-Mund-Beatmung, Herzmassage
- Sauerstoffzufuhr, evtl. Intubation
- Venenzugang und Volumenzufuhr: Falls verfügbar 250 ml 5% Humanalbumin, sonst Ringerlösung
- Adrenalin: 0,5 ml Suprarenin® 1 : 1000 verdünnt mit 20 ml 0,9% NaCl mehrfach s. c., notfalls auch i. v.
- H_1- und H_2-Rezeptorenblocker: z. B. Tavegil® und Tagamet® je 1–2 Ampullen i. v.
- Corticoide: 250–500 mg Prednisolon i. v., evtl. mehrmals. Cave: Bei Verdacht auf Corticoidallergie keine Corticoide i. v.

Präparatewahl

Wie für die systemische Corticoidtherapie gilt auch für die lokale Anwendung: Die Pharmakodynamik aller Präparate ist die gleiche. Es gibt aber erhebliche Unterschiede in der Wirkungsstärke und speziell in der Pharmakokinetik.

Pharmakokinetik

Die Pharmakokinetik der verschiedenen Corticoidpräparate wurde in den letzten Jahren eingehend untersucht. Dabei stellte sich heraus, daß neben der Veresterung auch die Korngröße, die Form der Kristalle und die galenische Zubereitung für die Pharmakokinetik maßgeblich sind. Deshalb gibt es auch bei Präparaten gleicher Grundsubstanz zum Teil erhebliche Unterschiede (s. Tab. 2).

Tab. **2** Mittlere Durchmesser der Corticoidkristalle* (nach *Möllmann* et al.)

Generic Name	Präparatename	Größe [μm]
Bethamethason-Azetat + Phosphat	Celestan-Depot KS	7,0
Triamcinolon-	Triam-Inject KS	5,0
Azetonid (kein Ester)	Volon A KS	4,5
Dexamethason-Azetat	Fortecortin KS	4,5
6-Methylprednisolon-Azetat	Urbason KS	4,0
Prednisolon-Azetat	Decortin H KS	4,0
	Predni-H-Inject KS	2,5
Triamcinolon-Diazetat	Delphicort	2,3
Triamcinolon-Hexazetonid als tert. Methylbutyrat	Lederlon KS	1,4

* Es werden nur diejenigen Präparate genannt, die heute noch im Handel sind

Die meisten Kristallsuspensionen sind Azetatester; es gibt aber auch Diazetatester, tertiäres Methylbutyrat sowie unveresterte Präparate und seit kurzem ein Palmitat (nichtkristallin).

Nicht veresterte Präparate wirken sofort, während die veresterten erst hydrolisiert werden müssen. Das geht bei den Azetaten schnell, beim tertiären Methylbutyrat dagegen sehr langsam. Vom Palmitat gibt es noch keine entsprechenden Untersuchungen.

Für die Wirkung ist auch die **Kristallgröße** verantwortlich. Auch hier gibt es erhebliche Unterschiede zwischen chemisch völlig identischen Präparaten (s. Tab. 2). Daß Kristallgröße und -form auch für die Verträglichkeit bedeutsam sind, wurde bereits erwähnt.

Ein Präparat für die intraartikuläre Injektion soll möglichst lange im Gelenk bleiben, um eine lang anhaltende Wirkung zu erreichen, und es soll nur sehr wenig und langsam aus dem Gelenk resorbiert werden, damit eine möglichst geringe Allgemeinwirkung (Hyperkortizismus, Hemmung des adrenalen Regelkreises) zustandekommt. Die Tab. 3 und 4 geben die entsprechenden Daten für die verschiedenen Präparate an.

Tab. **3** Mittlere Verweildauer verschiedener Kortikoide im Gelenk (nach *Dehrendorf* et al.)

Triamcinolon-Diazetat	1,3 Tage
Methylprednisolon-Azetat	2,6 Tage
Betamethason-Azetat-Phosphat	2,8 Tage
Triamcinolon-Azetonid	3,8 Tage
Triamcinolon-Hexazetonid	6,0 Tage

Tab. **4** Mittlere Resorptionsmengen aus dem Gelenk in 3 Tagen nach intraartikulärer Injektion (nach *Dehrendorf* et. al)

Triamcinolon-Diazetat	90%
Betamethason-Azetat-Phosphat	75%
Triamcinolon-Azetonid	65%
Methylprednisolon-Azetat	60%
Triamcinolon-Hexazetonid	38%

Die Angaben stimmen sehr gut überein mit der klinischen Erfahrung über die Wirkungsdauer einer einmaligen Injektion (Tab. 5).

Tab. **5** Mittlere Wirkungsdauer intraartikulär injizierter Kortikoide (nach *Hollander*)

Präparat	mg	Tage
Hydrocortison-Azetat	37,5	6,0
Prednisolon-Azetat	30,0	7,8
Dexamethason-Azetat	5,0	7,6
Triamcinolon-Azetonid	30,0	14,2
Triamcinolon-Hexazetonid	20,0	21,2

Nach einer ersten klinischen Vergleichsuntersuchung entspricht Dexamethason-Palmitat in etwa Dexamethason-Azetat. Genaue kinetische Untersuchungen fehlen aber noch.

Es ergibt sich also, daß das Triamcinolon-Hexazetonid aufgrund seiner Kristallgröße, seiner Kinetik im Gelenk und seiner klinischen Wirkungsdauer als das derzeit optimale Präparat für die intraartikuläre Therapie angesehen werden muß. Es wird heute auch weltweit bevorzugt und eignet sich speziell auch für die Pädiatrie.

Wichtige praktische Hinweise

Da die Kinetik eines Präparates entscheidend für die zu erwartende Wirkung ist, darf sie nicht durch ärztliche Maßnahmen verändert werden.

- Einspritzung des Corticoides in ein mit Erguß gefülltes Gelenk würde die Kinetik verändern, weshalb Ergüsse zuerst abpunktiert werden müssen
- Manche Ärzte mischen die Corticoid-Kristallsuspension mit einem Lokalanästhetikum. Dadurch wird die Löslichkeit beschleunigt, d. h. das Corticoid wird schneller aus dem Gelenk resorbiert und wirkt daher schwächer und kürzer
- Wie entsprechende Untersuchungen belegen, wird unter Bewegung des Gelenkes der Abfluß des Corticoides aus der Gelenkhöhle beschleunigt. Deshalb empfiehlt es sich, 24 Stunden das injizierte Gelenk so wenig wie möglich zu bewegen

Dosierung

Die für die systemische Corticoidtherapie üblichen Äquivalenzdosen sind keine harten Daten, sondern klinische Erfahrungswerte, die allenfalls als grobe Hinweise gelten können, da es große individuelle Unterschiede gibt.

Für die Präparate zur intraartikulären Therapie stimmen die sog. Äquivalenzdosen noch weniger, wie sich aus Tab. 6 ergibt.

Tab. **6** Dosierung der gebräuchlichsten Präparate für intraartikuläre Kortikoidinjektionen

	Prednisolon-Azetat	Triamcinolon-Azetonid	Triamcinolon-Hexazetonid	Dexamethason-Azetat	Dexamethason-Palmitat*
Große Gelenke	50 mg	40–20 mg	20–10 mg	8–4 mg	12–8 mg
Mittlere Gelenke	25 mg	20–10 mg	10– 5 mg	4–2 mg	8–4 mg
Kleine Gelenke	25–10 mg	10– 5 mg	5– 2 mg	2–1 mg	4–2 mg

* Empfehlung der Herstellerfirma

Für die Finger- und Zehengelenke empfehlen viele Autoren die Verwendung von wasserlöslichen Produkten, um Kristallreaktionen und periartikuläre Verkalkungen zu vermeiden (Präparateliste s. S. 83). Auch für die Facettengelenke der Wirbelsäule sollen nur wasserlösliche Präparate verwendet werden.

Andererseits hat sich aber die Injektion von Triamcinolon-Hexazetonid in kleine Gelenke als ebenso gut oder sogar besser erwiesen, als die Injektion des Radionuklids Erbium 169 (s. S. 42).

Die Wahl der geeigneten Corticoidzubereitung muß also im Einzelfall abgewogen werden.

Dosierung bei Kindern

(Spezielle Vorbereitung s. S. 28, Indikationen s. S. 36).

Bei Kindern werden höhere Dosen benötigt als bei Erwachsenen. Weltweite Erfahrungen zeigen, daß für das Kniegelenk bei Kindern unter 20 kg KG 20 mg Triamcinolon-Hexazetonid, bei schwereren 40 mg Triamcinolon-Hexazetonid die besten Ergebnisse bringen; niedrigere Dosen haben geringere und vor allem weniger lang anhaltende Wirkung. Die hohe Dosis erzielt eine rasch einsetzende Wirkung, die in 70–80% nach einem Jahr noch anhält. Eine Wiederholungsinjektion darf bei Bedarf erst nach nicht weniger als 6 Monaten erfolgen.

Synoviorthese

Etymologie

Der Terminus Orthese ist hergeleitet von ὀρθός = aufrecht, gerade, richtig, unversehrt und θέσις (= Stellung) *(Delbarre)*.

Definition

Einbringung einer Substanz in ein Gelenk, die die pathologisch veränderte Synovialis zerstört, so daß sich anschließend eine gesunde Gelenkinnenhaut entwickeln kann. Verwendung finden überwiegend Radionuklide, seltener Chemikalien.

Allgemeine Indikationen

- Trotz Allgemeinbehandlung und mehrfacher intraartikulärer Applikation eines Corticoides persistierende exsudative oder proliferative Entzündung in einem Gelenk
- Alternative zur indizierten Synovektomie bei alten und inoperablen Patienten

Kontraindikationen

- Septische Arthritis
- Hämorrhagischer oder posttraumatischer Erguß
- Fortgeschrittene Gelenkdestruktion (Larsen III–V)
- Gekammertes Gelenk
- Instabiles Gelenk
- Tenosynovitis
- Baker-Zyste, besonders mit Ventileffekt
- Hautläsionen (z. B. Psoriasisherd) und Infekte in Gelenkumgebung

Gefahren

- Bei nicht exakter intraartikulärer Injektion können Nekrosen im periartikulären Gewebe auftreten
- Bei Reflux des Mittels im Stichkanal: Nekrose

Vorsichtsmaßnahmen

- Vor jeder Synoviorthese müssen aktuelle Röntgenaufnahmen des betreffenden Gelenkes vorliegen: Ausschluß schwerer Destruktion, von freien Gelenkkörpern und aseptischen Knochennekrosen
- Vor jeder Synoviorthese muß das Gelenk sonographisch untersucht werden: Lage eines Ergusses, Erguß oder proliferierendes Gewebe und Dickenbestimmung der Synovialis (letzteres wichtig für die Dosisbestimmung) sowie Ausschluß einer Baker-Zyste
- Von manchen Autoren wird auch eine aktuelle Gelenkszintigraphie gefordert, um Ausmaß und Ausdehnung der Entzündung genau kennenzulernen
- Aufklärung des Patienten über Begründung, Technik, Risiken und mögliche Komplikationen der Behandlung
- Schriftliche Einverständniserklärung des Patienten (wie bei jedem operativen Eingriff) (s. S. 1)

Radionuklid-Synoviorthese

Allgemeine Beurteilung

- „Beste konservative Lokalbehandlung der chronischen Synovitiden“
- „Gleich wirksam wie Synovektomie, aber mit weniger Risiko“
  (*Lueders* et al.)

Vorteile und Nachteile gegenüber Synovektomie

Radionuklid-Synoviorthese
Vorteile

- Kleiner Eingriff ohne Narkose
- 3 Tage Krankenhausaufenthalt genügen
- Keine Rehabilitation nötig
- Geringe Kosten
- Wiederholung möglich

Nachteile

- Nicht durchführbar bei
  - Tenosynovitis
  - Ausgeprägter Gelenkzerstörung
  - Instabilität des Gelenkes
  - Kindern und Jugendlichen

Synovektomie
Vorteile

- Günstiger bei ausgedehntem Pannus und stark hyperplastischer Synovialis
- Rekonstruktive Maßnahmen gleichzeitig möglich
- Beseitigung von Tenosynovitiden und Zysten

Nachteile

- Narkose- und Operationsrisiko
- Längere Krankenhausaufenthaltdauer
- Lange Rehabilitationsphase
- Hohe Kosten
- Mögliche Spätfolgen: Bewegungseinschränkung, Gelenkversteifung, Osteonekrose

Voraussetzungen für die Durchführung der Radionuklid-Synoviorthese

- Staatliche Genehmigung zum Umgang mit Radionukliden
- Überwachung durch Strahlenschutzbeauftragten
- Schriftliche Einverständniserklärung des Patienten (s. S. 1)
- Wissenschaftlich begründete Indikation und Ausschluß von Kontraindikationen

Wirkungsmechanismus

- Die in wasserunlöslicher kolloidaler Form injizierten Isotope führen zu einer selektiven Bestrahlung der Synovialmembran, und zwar nicht nur des Endothels, sondern auch der gefäßreichen Tunica propria
- Das Radiokolloid wird von den Synovialzellen phagozytiert und führt zu einer Entzündung mit Nekrose
- Im weiteren Verlauf entwickelt sich eine Fibrosierung mit Sklerosierung der Gefäße und Rückbildung der Zotten
- Dabei **keine** Schädigung des Knorpels

Indikationen

- Allgemeine Indikationen s. S. 40
- Rheumatische Monarthritis (Therapie der Wahl!)
- Restierende oder rezidivierende Entzündung in einem oder wenigen Gelenken trotz konsequenter systemischer Therapie und mehrfacher intraartikulärer Corticoidinjektionen bei chronischer Polyarthritis (häufigste Indikation)
- Therapierefraktäre Synovitis bei Psoriasis-Arthritis und chronischem Morbus Reiter (seltener)
- Subakut-chronische Synovitis nach mehrfachen Gelenkblutungen bei Hämophilie A und B
- Synovitis villonodularis
- Rezidivierende Ergüsse bzw. chronische Detritus-Synovitis bei Arthrose

Risiken der Radionuklid-Synoviorthese

- Alle Risiken der Gelenkpunktion (s. S. 27)
- Risiken jeder Synoviorthese (s. S. 40)
- Bei hoher Dosierung Strahlensynovitis
- Strahlenbelastung?
  - Das früher verwendete Au 198 emittierte auch Gammastrahlen und brachte damit ein genetisches Risiko mit sich
  - Die heute ausschließlich verwendeten Betastrahler stellen bei korrekter Anwendung keine Gefahr für die Umgebung des Patienten (Mitpatienten, Personal, Besucher) dar. Deshalb ist auch keine Absonderung des Patienten erforderlich. Vorsichtshalber sollten aber Kinder in den ersten Tagen nach der Injektion nicht mit dem Patienten in Kontakt kommen
  - Da die Radionuklide auch aus dem Gelenk abtransportiert werden (10–20% in Lymphknoten) hat man früher Fernwirkungen insbesondere auf die Gonaden befürchtet und deshalb die Anwendung bei Patienten unter 50 Jahren als kontraindiziert angesehen
  - Neue Untersuchungen zeigen, daß die Gonadenbelastung nach 220 MBq (6 mCi) Yttrium ins Kniegelenk 6 mGy beträgt und damit einer Röntgenaufnahme des Lumbosakralgelenkes entspricht. Das bedeutet: Die Belastung ist wesentlich geringer als bei einer Nierenangiographie oder einer Herzkatheterun-

tersuchung (*Wagener* et al.). Auch *Lueders* et al. halten die Gonadenbelastung für minimal und damit für vernachlässigbar. Die Gesamtkörperbelastung beträgt nach 185 MBq (5mCi) Yttrium 0,13 mGy *(Müller-Brandt)*

- Die Radiosynoviorthese ist nach diesen Ergebnissen auch bei Patienten unter 40 Jahren vertretbar; sie sollte aber aus Sicherheitsgründen nur ausnahmsweise und bei sehr strenger Indikationsstellung unter besonders vorsichtigem Vorgehen (s. S. 40) durchgeführt werden
- Spätfolgen der Radiosynoviorthese und Tumorinduktion sind bisher nicht beobachtet worden

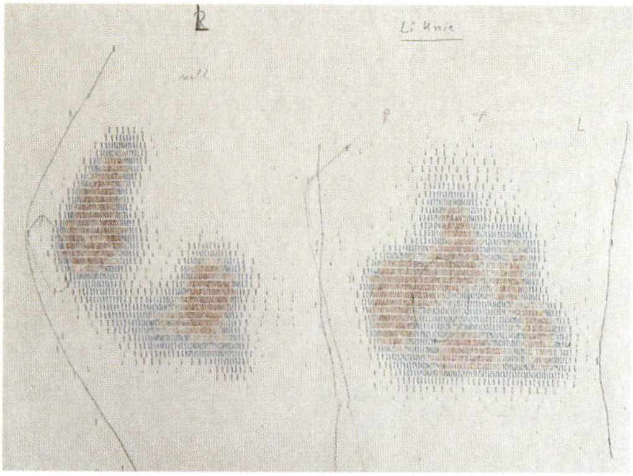

Verteilung des Radionuklids im Kniegelenk (szintigraphische Darstellung durch das früher verwendete, auch γ-Strahlen emittierende Au 198).

Kontraindikationen

- Wie bei jeder Synoviorthese (s. S. 40)
- Bestehende Schwangerschaft
- Kinder und Jugendliche
- Erwachsene unter 40 Jahren mit Einschränkung
- Baker-Zyste (s. S. 23)

Auswahl des Radionuklids und der Dosierung

Es werden heute ganz überwiegend Yttrium 90, Rhenium 186 und Erbium 169 verwendet. Verschiedene andere Nuklide wurden versucht, z. B. Dysbrosium 165, Holmium 166, Samarium 153, können aber noch nicht für die klinische Routine empfohlen werden.

Die **Wahl des geeigneten Isotops** richtet sich nach dessen physikalischen Eigenschaften und der Größe des zu therapierenden Gelenks.

Die zu verabreichende **Dosierung** hängt vom Grad der Entzündung, der Dicke der Synovialis (> 5 mm erfordert höhere Dosen) und auch von der Partikelgröße des Kolloides ab.

Die Wahl des für das jeweilige Gelenk geeignetsten Nuklids und die Dosierungsbereiche ergeben sich aus der Tab. 7.

Als großes Gelenk gilt das Kniegelenk, als mittlere Gelenke werden Hüft-, Schulter-, Sprung- und Ellenbogengelenk angesehen, kleine Gelenke sind die Fingergelenke.

Praktische Konsequenzen

- Streng aseptisches Procedere wie bei jeder Gelenkpunktion (s. S. 27)
- Intraartikuläre Lage der Nadelspitze muß gesichert sein; im Zweifelsfall Röntgenkontrolle mit kleiner Arthrographie, speziell bei Hüft-, Schulter- und oberem Sprunggelenk
- Nach Injektion des Isotops Verabreichung eines langwirkenden Corticoides durch die gleiche Nadel. Dadurch wird der Rückfluß des Nuklids verhindert, die reaktive Entzündung gemindert und der Abtransport des Radionuklids verlangsamt
- Einhaltung einer 3-tägigen Ruhigstellung (z. B. nur mit Gehstock zur Toilette), wodurch eine bessere Wirkung und eine geringere extraartikuläre Strahlenbelastung erreicht wird

Tab. **7** Auswahl des Nuklids und Dosierung

	HWZ	Penetration in Weichteile	Differentialindikation und Dosierung je Gelenk
Y 90	2,7 Tage	3,6–11,0 mm	110–220 MB (3,0–6,0 mCi) große Gelenke
Re 186	3,7 Tage	1,2– 3,7 mm	55–150 MB (1,5–4,0 mCi) mittelgroße Gelenke
Er 169	9,5 Tage	0,3– 1,0 mm	7,5–110 MB (0,2–3,0 mCi) kleine Gelenke

- Der am 3. Tag abgenommene Wundverband muß in einem Abklingbehälter entsorgt werden

Ergebnisse

- Die besten und am längsten anhaltenden Ergebnisse erzielt man am Kniegelenk, oberen Sprunggelenk sowie am Schultergelenk und Handgelenk
  - Meist bleibt das mit Radiosynoviorthese behandelte Gelenk vom Fortschreiten der Erkrankung an anderen Gelenken verschont
  - Bei den genannten Gelenken kann man mit einer positiven Wirkung in 80–90% rechnen
  - Die Wirkung hält nach 1½ Jahren bei 77,3% *(Hagena),* nach 2 Jahren noch bei 75% *(Roux),* nach 6 Jahren bei 60% *(Glimet* et al.), nach durchschnittlich 7,6 Jahren bei 59,8% *(Sanna)* und nach 10 Jahren bei 56% der Patienten *(David-Chaussé* et al.*)* an
- Bei kleineren Gelenken reagieren nur etwa 70% positiv und nach 3 Jahren haben nur noch 41% der Patienten einen Gewinn *(Glimet* et al.*)*
- Bei Finger- und Zehengelenken weist die intraartikuläre Injektion von Triamcinolon-Hexazetonid bessere Kurzzeit- und zumindest gleichgute Langzeitergebnisse wie die Injektion von Er 169 auf. Die meisten Kliniker verwenden deshalb die Radiosynoviorthese bei diesen Gelenken nicht mehr.

Chemische Synoviorthese

Substanz

- Osmiumsäure = 1%ige Osmiumtretroxydlösung
- Es gibt kein Handelspräparat; die Lösung muß jeweils vom Apotheker hergestellt und sterilisiert werden. Aufbewahrung bei 4 °C und unter Lichtschutz höchstens 1 Woche
- Die Osmium-Synoviorthese wird in Frankreich und in Skandinavien viel verwendet, ist in Deutschland aber wenig in Gebrauch

Wirkungsmechanismus

- Osmiumsäure wird nach Injektion rasch in die Synovialzellen aufgenommen und ruft eine Koagulationsnekrose hervor. Nach einigen Wochen entwickelt sich eine Vernarbung
- Osmiumsäure fixiert sich auch an den Knorpel; Knorpelschäden sind aber bisher beim Menschen nicht beobachtet worden
- Osmiumsäure wird über die Nieren ausgeschieden (manchmal dunkler Urin) und führt gelegentlich zur Albuminurie; ernsthafte Nierenschäden sind aber nicht beobachtet worden

Vorteile der Osmium-Synoviorthese

- Da es sich um keine strahlende Substanz handelt, kann die Osmiumsäure auch bei Kindern über 8 Jahren (Sicherheitsempfehlung, um Wachstumsstörung auszuschließen) und bei Jugendlichen angewandt werden
- Die Osmium-Synoviorthese kann nötigenfalls mehrfach wiederholt werden

Risiken

- Infektionsrisiko wie bei jeder Gelenkpunktion (s. S. 27)
- Meist heftige und schmerzhafte entzündliche Lokalreaktion sowie manchmal Allgemeinsymptome: Fieber und Leukozytose
- Schwere Nekrosen bei paraartikulärer Injektion bzw. im Stichkanal infolge Reflux
- Osmiumsäure darf nicht auf Haut oder Schleimhäute gelangen (Vorsicht beim Aufziehen!)

Indikationen

- Wie bei Radiosynoviorthese (s. S. 41)
- Geeignet für Frühstadien der Entzündung ohne große Gelenkzerstörung
- Kinder über 8 Jahre und Jugendliche
- Hüftgelenk (wegen fehlender Strahlenbelastung der Gonaden)

Kontraindikationen

- Wie bei jeder Synoviorthese (s. S. 40)
- Finger- und Zehengelenke dürfen wegen des Risikos des Refluxes mit Nekrose nicht mit chemischer Synoviorthese behandelt werden

Technische Durchführung

- Streng aseptisches Vorgehen (s. S. 27)
- Injektion nur bei sicherer intraartikulärer Lage der Nadel; wenn kein Erguß vorhanden: Röntgenkontrolle mit Kontrastmittel
- Nach Osmiuminjektion langwirkendes Corticoid durch die gleiche Nadel einspritzen: Verhindert Rückfluß durch den Stichkanal und dämpft die Osmium-induzierte Entzündung
- Nach Osmium-Synoviorthese Gelenk für mehrere Tage ruhigstellen, Eisbeutel und NSAR
  - bei massiver Ergußbildung Entleerungspunktion

Dosierung

1–10 ml (= 10–100 mg Osmiumsäure) je nach Größe des Gelenkes

- Knie 8–10 ml
- Schulter 5 ml
- Ellenbogen/Handgelenk 2–3 ml
- Hüfte 5–8 ml
- Oberes Sprunggelenk 3 ml

Ergebnisse

- Insgesamt etwas schlechter und weniger lang anhaltend als bei Radionuklid-Synoviorthese
- Gute Initialergebnisse bei 50–100% je nach behandeltem Gelenk
- Die besten Resultate ergeben sich – ähnlich wie bei der Radionuklid-Synoviorthese – beim oberen Sprunggelenk, Ellenbogengelenk und Kniegelenk; die schlechtesten am Hüftgelenk
- Gute Ergebnisse nach ½, 1 und 2 Jahren sind in etwa 60% der Patienten zu erwarten. Nachuntersuchungen nach 6–12 (im Mittel 9) Jahren ergaben, daß von 90 Kniegelenken 46 stabil gebessert geblieben sind. Dabei waren 56,5% sehr gute Ergebnisse bei Behandlung im Stadium I und nur 31% bei Anwendung der Osmium-Synoviorthese im Stadium III zu beachten *(Delcambre)*.
- *Charlier* et al. fanden auch am Hüftgelenk relativ gute Ergebnisse, wenn die Injektion im Frühstadium der Coxitis durchgeführt wird.
- Eine jüngste Studie von *Østergaard* et al. zeigte nur bei der Hälfte der Fälle eine Remission; bei diesen konnte mittels Magnetresonanz eine signifikante Reduktion des Volumens der Synovialmembran nachgewiesen werden.

PS: Über viele Jahre wurde, besonders in Deutschland, das Venenverödungsmittel Natrium-Morrhuat (Varicocid®) auch zur Synoviorthese verwendet. Das Präparat wird inzwischen nicht mehr hergestellt.

Die sogenannten Antiarthrotika

„Als chondroprotektiv wird eine Behandlung bezeichnet, die die Knorpelschäden einer menschlichen Arthrose verhindern, verzögern oder reparieren kann. Kein Medikament verdient derzeit diese Bezeichnung" *(Lequesne* für die *Arbeitsgruppe der Internationalen Liga gegen den Rheumatismus* 1993*)*.

Viele Jahre lang wurden ein Knorpel-Knochenmark-Extrakt (Arumalon®), ein Mukopolysaccharid-Schwefelsäureester (Arteparon®) und eine Glukosaminverbindung (Dona 200®) intrraartikulär angewandt. Ihre Wirkung auf die menschliche Arthrose wurde nie zweifelsfrei bewiesen; es gab aber sehr viele unerwünschte Wirkungen und auch Todesfälle. Deshalb sind diese Mittel inzwischen vom Markt genommen worden.

Hyaluronsäure

Physiologie

Hyaluronsäure ist eine physiologische Substanz, die in TypB-Zellen der Synovialmembran und in geringerem Maß auch in Chondrozyten gebildet wird. Sie findet sich in der Synovia und macht dort 0,15 bis 0,48% der Gesamtmenge aus. Hyaluronsäure ist hoch viskös und erleichtert das Gleiten der Gelenkflächen.

Pathophysiologie

In der Synovia des arthrotischen Gelenkes ist der Gehalt an Hyaluronsäure niedriger und das Molekulargewicht reduziert. Ob diese Tatsache eine entscheidende Bedeutung für die Genese der Arthrose hat, ist allerdings nicht geklärt.

Therapieziel

Ziel ist die Erhöhung der Viskosität im arthrotischen Gelenk durch Injektion hochmolekularer Hyaluronsäure; manche Autoren sprechen von Substitutionstherapie. Hyaluronsäure wird seit Jahrzehnten zur Behandlung von Gelenkschäden bei Pferden verwendet.

Präparat

Weltweit gibt es 5 Hyaluronsäurepräparationen mit verschiedenem Molkulargewicht (zwischen 500.000 und 1 Million Dalton). Es ist nicht geklärt, ob therapeutische Unterschiede bestehen. In Deutschland steht nur die Hyalart-Spritzampulle® zur Verfügung. Die Ampulle enthält 20 mg Natriumsalz der Hyaluronsäure aus Hahnenkämmen in 2 ml-Lösung. Das Präparat hat ein Molekulargewicht von 500 000–730 000 Dalton.

Pharmakokinetik

Im erkrankten Gelenk des Pferdes soll die injizierte Hyaluronsäure 36 Stunden nachweisbar sein.

Kinetische Untersuchungen beim Menschen liegen noch nicht vor.

Indikation

Schmerz und Funktionsstörung bei Arthrose (bisher nur am Kniegelenk geprüft).

Klinische Erfahrungen

Es liegen einige Studien vor, zum Teil nur Erfahrungsberichte aus der Praxis, wenige Vergleichsstudien mit anderen i. a. injizierbaren Pharmaka und noch weniger Doppelblindstudien gegenüber Placebo.

Verglichen wurden subjektive Angaben und objektive Parameter, besonders das Verhalten des Gelenkergusses oder der Verbrauch an Schmerzmitteln. 4 Wochen nach einer Behandlungsserie erweist sich in der einen Studie *(Dougados* et al.*)* Hyaluronsäure signifikant wirksamer als Placebo, aber auch nach einem Jahr werden noch günstige Ergebnisse mitgeteilt. Die Studie von *Dahlberg* et al. sieht nach einem Jahr gegenüber Placebo keinerlei Vorteile. Auch *Henderson* et al. fanden in einer Doppelblindstudie keinen Vorzug gegenüber Placebo. In diesem Zusammenhang sei an eine Untersuchung von *Desmarais* aus dem Jahre 1952 erinnert, der die Ergebnisse einer Injektion von Procain, Milchsäure, physiologischer Kochsalzlösung und Punktion ohne Injektion verglich und in allen Gruppen Besserungen ohne signifikante Unterschiede fand.

Dosierung

Es wird empfohlen, 5 intraartikuläre Injektionen je 1 Ampulle in jeweils 1 Woche Abstand zu verabreichen.

Nebenwirkungen

Bisher wurden keine systemischen Nebenwirkungen beobachtet. Das Präparat hat angeblich keine Antigenität; trotzdem ist bei der Herstellung aus Hahnenkämmen Vorsicht geboten.

Lokal können innerhalb 24 Stunden Schmerz, Schwellung und Überwärmung des Gelenkes als Reaktion auftreten, die u. U. mehrere Wochen anhalten (*Puttick* et al.).

Nachteile

Die klinischen Erfahrungen in der Humanmedizin sind noch gering, pharmako-kinetische Untersuchungen fehlen. Die Frage, ob Hyaluronsäure wirklich chondroprotektiv wirkt, ist noch nicht gesichert. Außerdem ist die Behandlung sehr teuer: 1 Ampulle kostet DM 97,–.

Andere intraartikulär injizierbare Pharmaka

Viele Jahre wurde als Alternative zu den Corticoiden **Superoxiddismutase,** (Orgotein, [Peroxinorm®]) speziell bei der aktivierten Arthrose verwendet. Das aus Rinderleber und -blut gewonnene Produkt hat häufig unerwünschte Wirkungen hervorgerufen und auch zu deletären Schockzuständen geführt. Es ist deshalb vom Markt genommen worden.

Als Immunsuppressiva in die Behandlung der chronischen Polyarthritis eingeführt wurden, versuchte man auch **Zytostatika** intraartikulär zu injizieren. Die Ergebnisse waren nicht überzeugend, weshalb sich diese Therapieform nicht durchgesetzt hat.

Schon seit Jahrzehnten wird die intraartikuläre Injektion des Folsäureantagonisten **Methotrexat** (MTX) bei der Psoriasis-Arthritis geübt. Die Injektion führt zu einer kurzfristigen Besserung der entzündlichen Aktivität im injizierten Gelenk, nicht aber zu einer länger anhaltenden Remission. Den Corticoiden ist MTX eindeutig unterlegen. Verschiedene Versuche bei chronischer Polyarthritis führten gegenüber Kochsalzlösung nicht zu einem signifikanten Vorteil. Die meisten Autoren lehnen daher die i. a. Injektion von MTX – im Gegensatz zur systemischen Anwendung – ab. Schäden wurden allerdings nicht beobachtet. Dosis: 5–10 mg Methotrexat 2–3mal in wöchentlichem Abstand intraartikulär.

Neuerdings wird **Morphium** zur Behandlung des Operationsschmerzes nach arthroskopischen Eingriffen eingesetzt. Experimentell war nachgewiesen worden, daß es auch lokale Rezeptoren für Morphium gibt. Die klinische Wirksamkeit wurde durch eine Doppelblindstudie gesichert; der Effekt konnte durch den Morphiumantagonisten Naloxon aufgehoben werden.

Die Wirkung hält 3–6 Stunden an. Verabreicht wurde 1 mg Morphium in 10 ml 0,9%iger NaCl-Lösung. Nebenwirkungen wurden nicht beobachtet.

Ob die Anwendung auch bei chronischen Gelenkkrankheiten sinnvoll ist, wird derzeit geprüft.

Punktionstechnik bei den einzelnen Gelenken

Übersicht über die beschriebenen Techniken

Auf allgemeine Gesichtspunkte, Indikationsstellung, Pharmakawahl, Dosierung, Lokalanästhesie und insbesondere die aseptischen Voraussetzungen wird bei den einzelnen Techniken nicht mehr eingegangen. Es sei auf die vorausgehenden Ausführungen verwiesen.

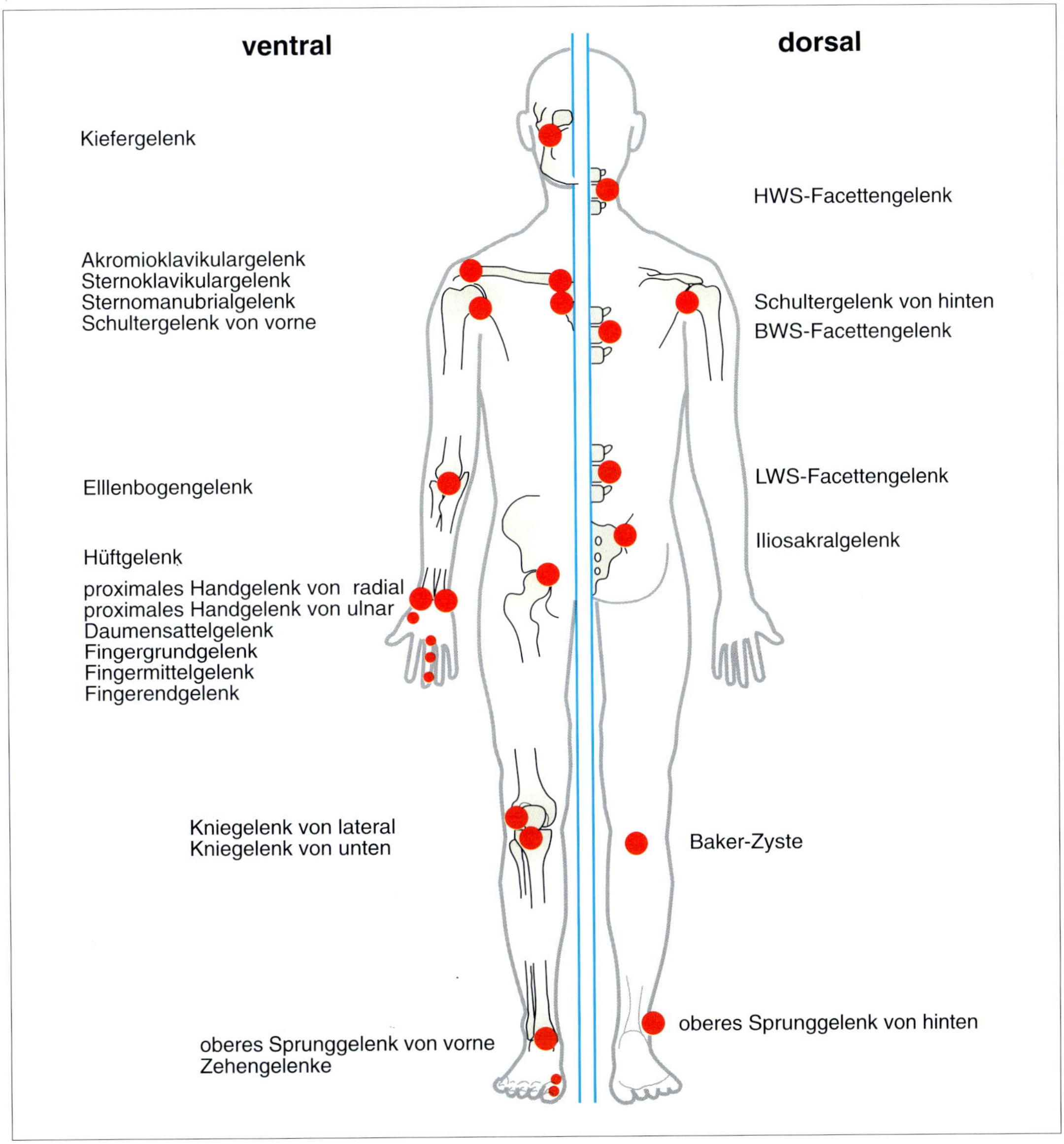

Schultergelenk

Das Schultergelenk kann von vorne und von hinten punktiert werden. Die Punktion von hinten bringt das geringste Risiko, Nerven, Gefäße, Schleimbeutel oden Sehnen zu verletzen. Bei sehr großen Ergüssen ist jedoch die Punktion von vorne vorteilhaft.

Außer bei den entzündlich-rheumatischen Krankheiten wird die intraartikuläre Injektion auch bei der Periarthropathia ankylosans (Schulterkapselschrumpfung, Capsulite rétractile) angewandt, (siehe auch S. 86).

Punktion des Schultergelenkes von vorne

Kanüle: Nr. 1

Technik: Der Patient sitzt, den Rücken angelehnt, auf dem Stuhl; der Arm ist adduziert und nach außen gedreht. Der Arzt steht oder sitzt dem Patienten direkt gegenüber.

Zunächst wird der Processus coracoideus palpiert. Die geeignete Injektionsstelle liegt etwa 1 cm unterhalb und etwas lateral davon. Dort wird die Nadel eingestochen und vorsichtig waagerecht vorgeschoben. Das Erreichen der Gelenkkapsel erkennt man durch einen gewissen Widerstand, der aber leicht überwunden werden kann.

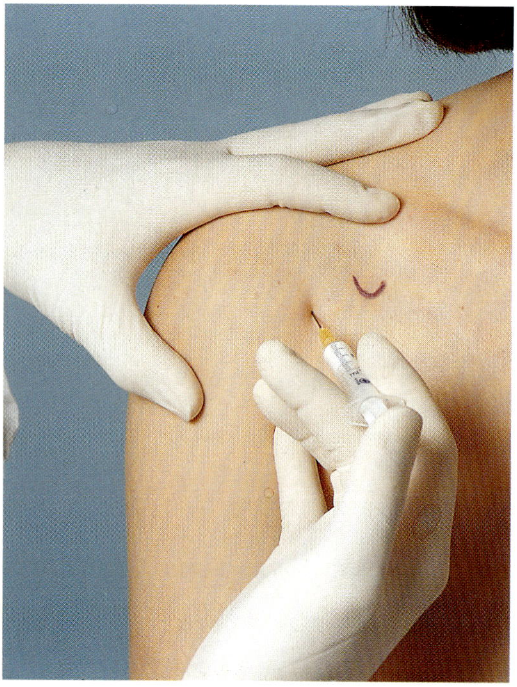

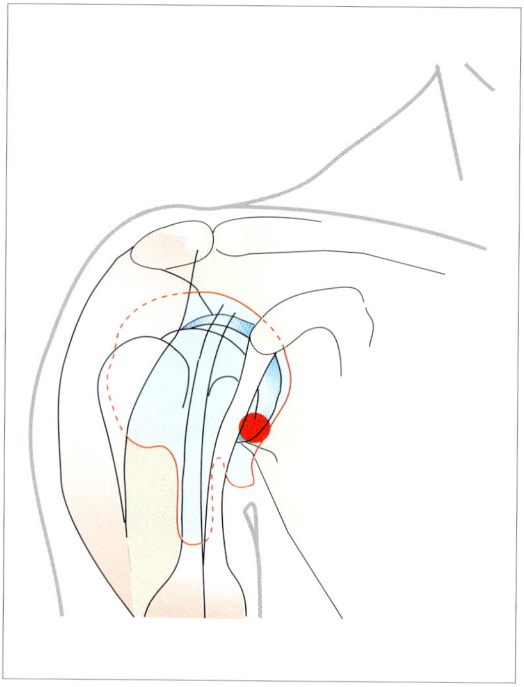

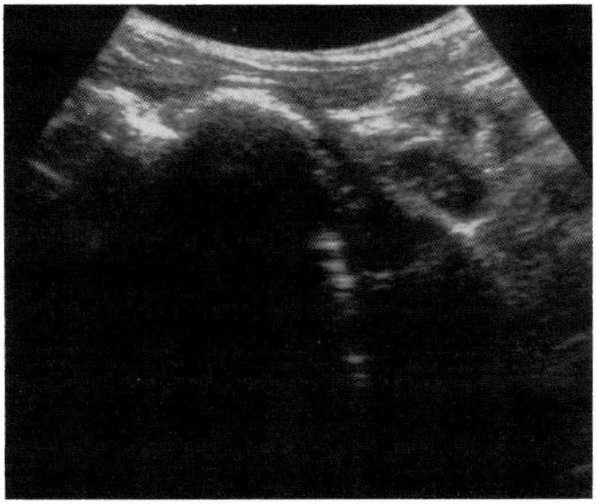

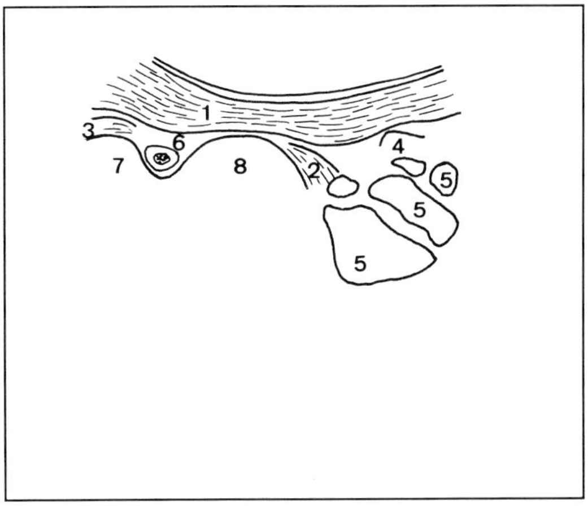

Ventraler Horizontalschnitt in maximaler Außenrotation (Chron. Polyarthritis)

1 M. deltoideus
2 M. subscapularis (atrophiert)
3 M. supraspinatus
4 Proc. coracoideus
5 gekammerter Erguß
6 lange Bizepssehne (quer)
7 Tuberculum maius
8 Tuberculum minus

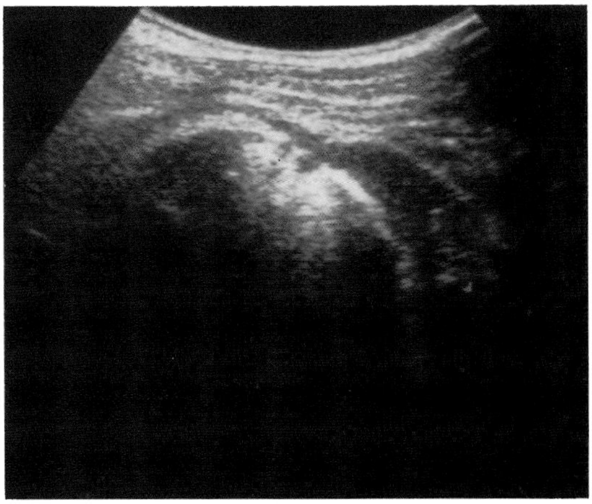

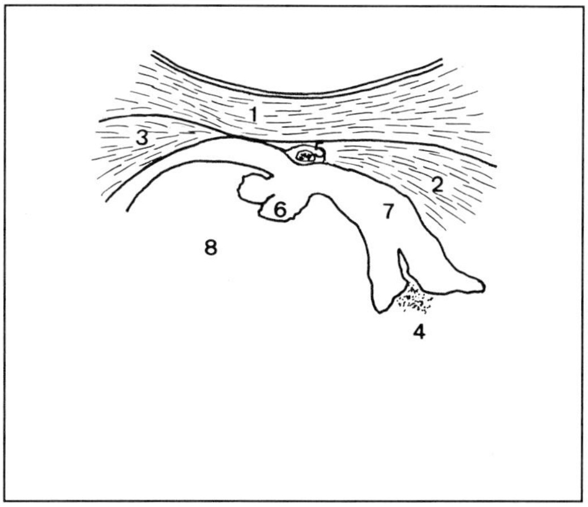

Ventraler Horizontalschnitt in Mittelstellung (Chron. Polyarthritis)

1 M. deltoideus
2 M. subscapularis
3 M. supraspinatus
4 Synovialproliferation (Zotte)
5 lange Bizepssehne (quer)
6 Usuren im Humeruskopf
7 Erguß Schultergelenk
8 Humeruskopf

Punktion des Schultergelenkes von hinten

Kanüle: Nr. 1

Technik: Der Patient sitzt rittlings auf einem Stuhl, so daß Brust und Bauch die Lehne berühren. Der Arm des zu punktierenden Schultergelenkes hängt herunter und ist nach innen gedreht. Der Arzt sitzt hinter dem Patienten und palpiert die Spina scapulae bis zur Schulterhöhe (Processus acromialis). Etwa einen Querfinger darunter liegt die geeignete Einstichstelle.

Der Arzt unfaßt die Schulter mit der linken Hand, so daß die Spitze des Zeigefingers auf dem Processus coracoideus liegt.

Wenn man an der angegebenen Stelle einsticht, führt man die Nadel leicht nach oben auf den eigenen linken Zeigefinger zu. Die Gelenkhöhle erreicht man nach etwa 1–2 cm.

Nach Durchstechen der deutlich spürbaren Kapsel wird ein eventuell vorhandener Erguß abpunktiert und/bzw. das Medikament injiziert.

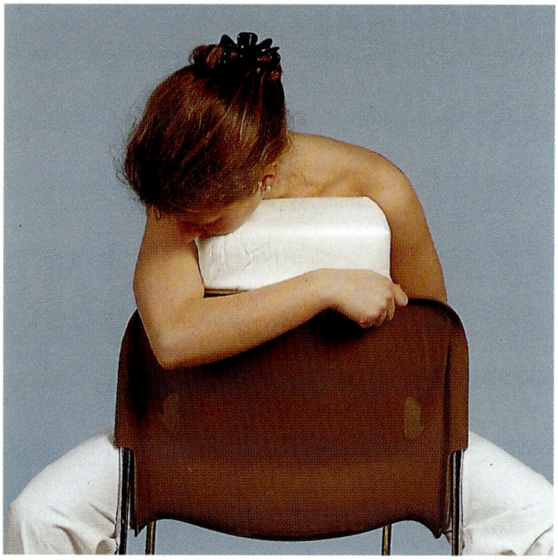

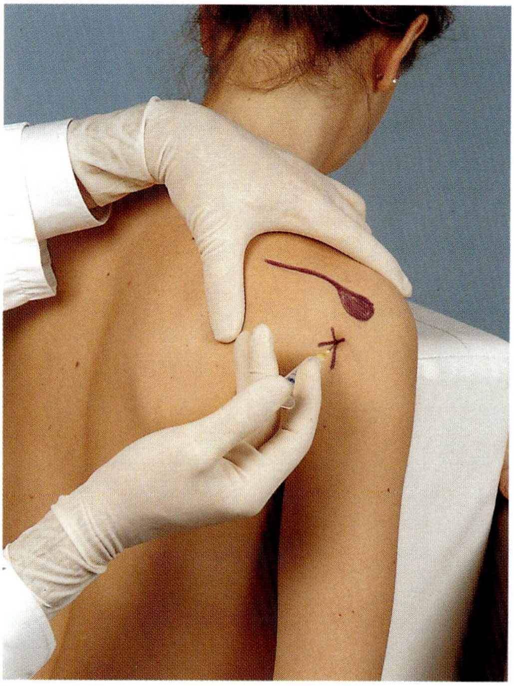

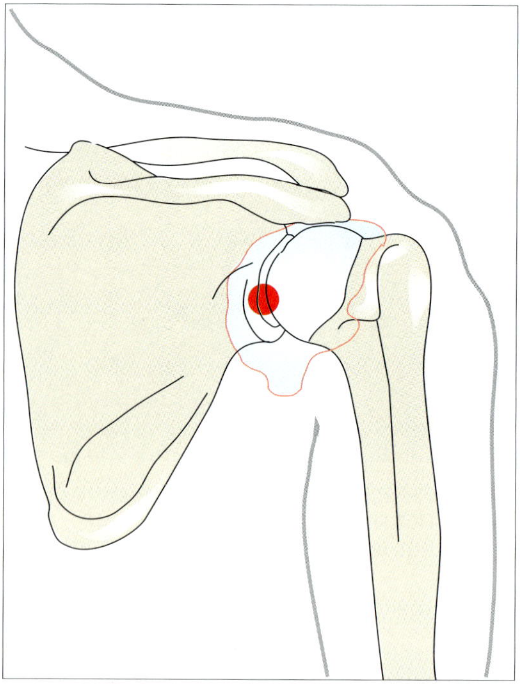

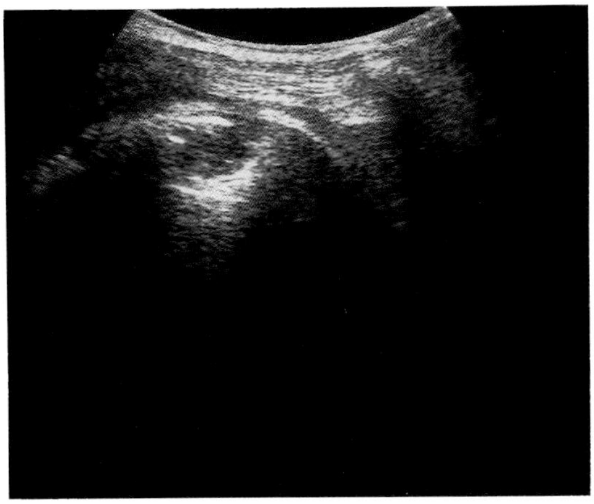

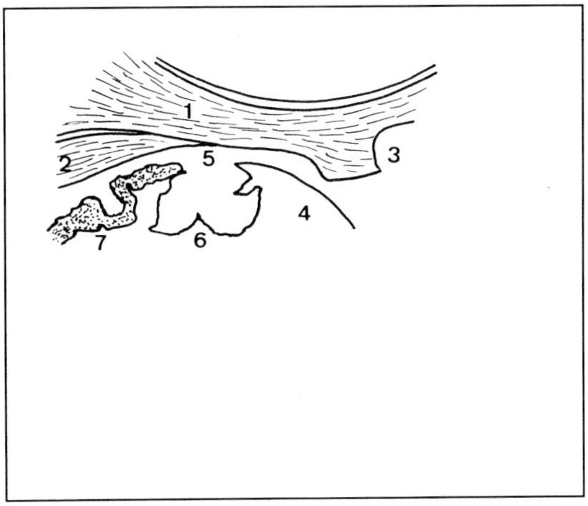

Dorsale Schulterregion über M. supraspinatus (Chron. Polyarthritis)

1 M. deltoideus
2 M. supraspinatus (atrophiert)
3 Scapula
4 Humeruskopf
5 Erguß
6 Usur im Humeruskopf
7 Pannus

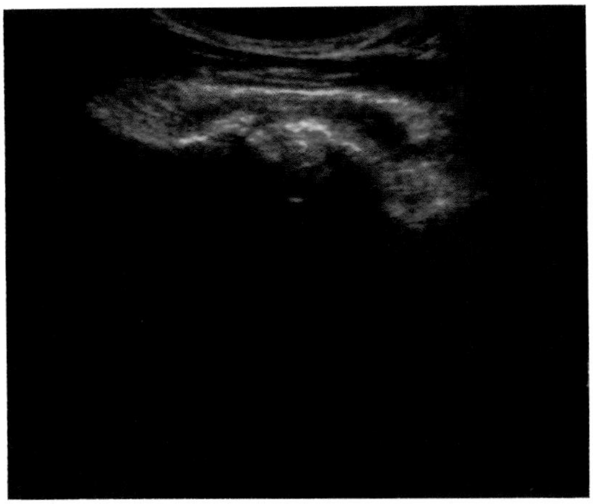

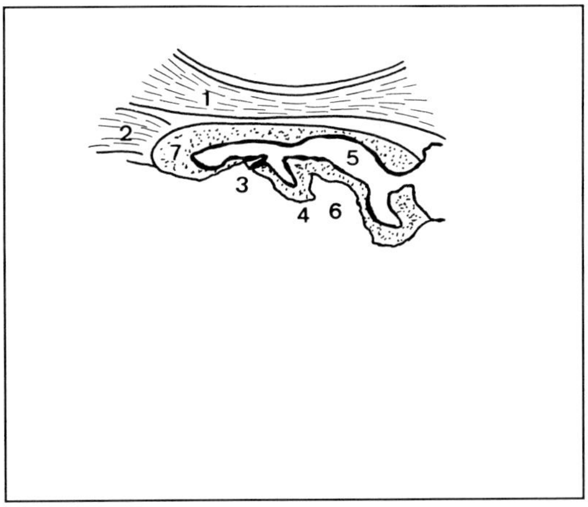

Dorsale Schulterregion über M. infraspinatus (Chron. Polyarthritis)

1 M. deltoideus
2 M. infraspinatus
3 Scapula
4 Gelenk
5 Erguß
6 destruierter Humeruskopf
7 Pannus

Acromioclaviculargelenk

Vor Punktion oder Injektion ist sonographische Untersuchung erforderlich. Reizzustände im Schultereckgelenk sind am häufigsten traumatisch bedingt, kommen aber auch bei seronegativen Spondarthritiden sowie als Folge einer Arthrose vor. Unabhängig von der Ursache hat sich die Injektion eines Corticoides bewährt.

Kanüle: Nr. 12

Technik: Der Patient sitzt mit entkeidetem Oberkörper auf einem Stuhl; der Arzt steht daneben.

Um das Gelenk sicher aufzufinden, palpiert man die Clavicel von medial nach lateral bis zu ihrem Ende. Dort tastet man den kleinen Spalt zum Acromion. Man sticht in einem Winkel von etwa 60° zur Horizontalen durch das straffe, Widerstand leistende ligamentäre Kapselband ein und richtet dann die Kanüle in die Senkrechte auf. Nun führt man sie nach kaudal und erreicht das Gelenk nach etwa 0,5 cm.

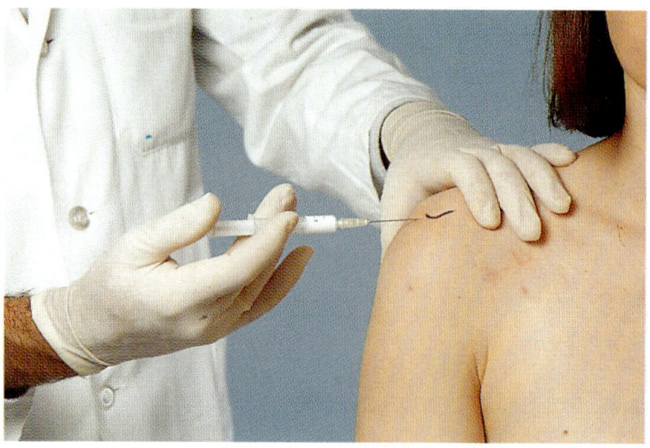

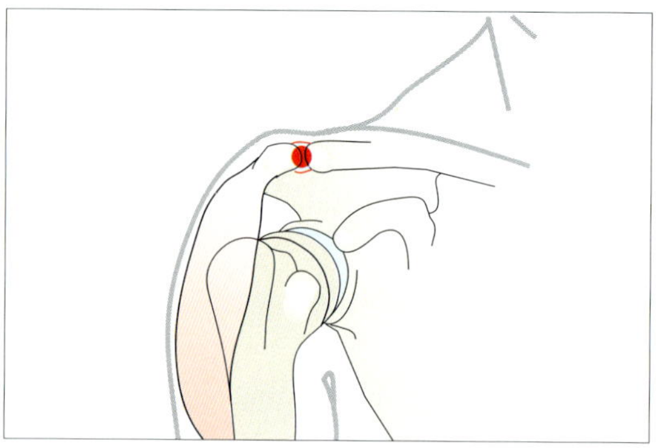

Ellenbogengelenk

Vor Punktion oder Injektion ist sonographische Untersuchung empfehlenswert.

Kanüle: Nr. 12

Technik: Das Ellenbogengelenk ist leicht zu punktieren, wenn der Arm richtig gelagert wird: Der Patient sitzt neben dem Behandlungstisch und legt Ober- und Unterarm in einem rechten Winkel so auf, daß der Ellenbogen frei über den Tisch herausragt.

Zum Auffinden der geeigneten Punktionsstelle sucht man mit dem Daumen der linken Hand das Olecranon und mit dem Zeigefinger den Epicondylus lateralis auf.

Man sticht zwischen diesen beiden Punkten ein und schiebt die Nadel ungefähr 1 cm in Richtung auf die Beugefalte vor.

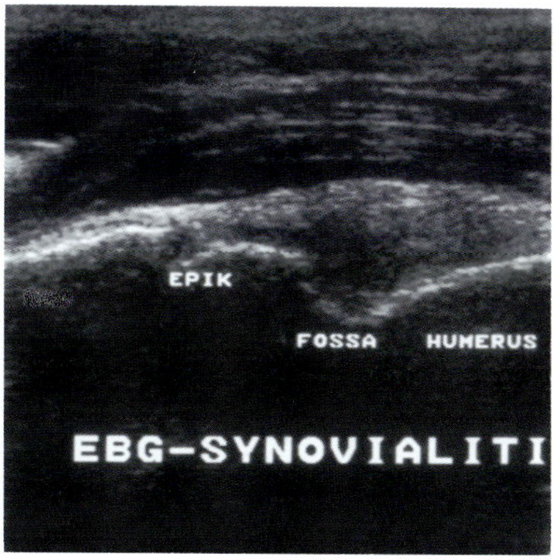

Ventrale Ellenbogenregion längs
(Chron. Polyarthritis)

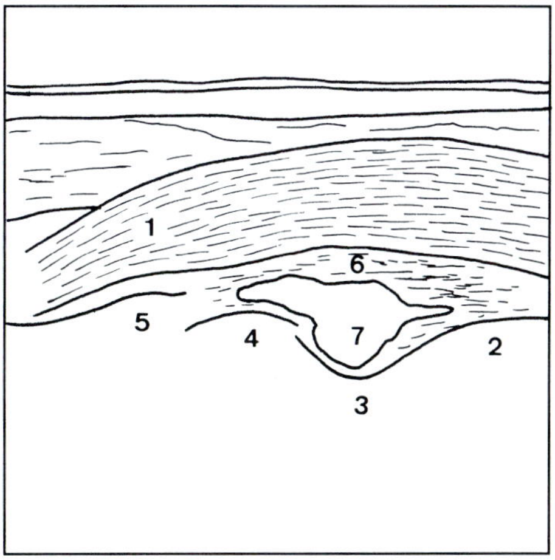

1 M. biceps
2 Humerusschaft
3 Fossa coronoidea
4 Trochlea humeri
5 Proc. coronoideus
6 Synovialitis (Pannusgewebe)
7 Erguß im Ellenbogengelenk

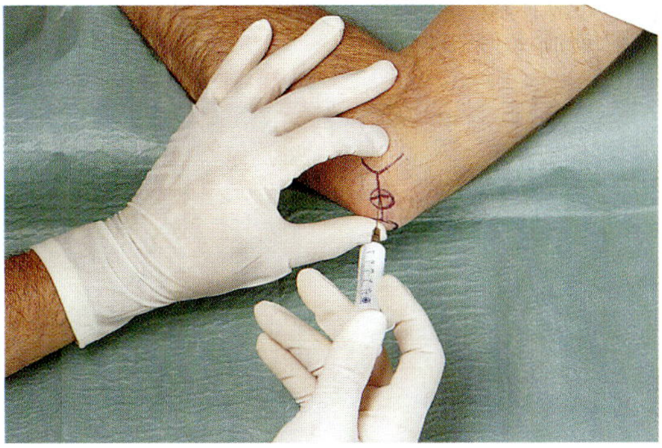

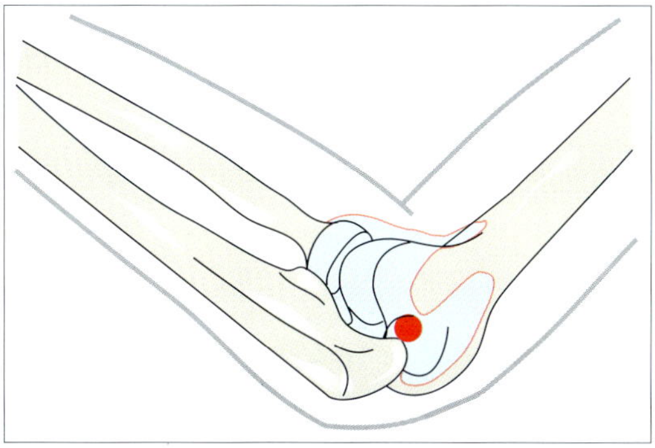

Handgelenk

Vor Punktion bzw. Injektion ist sonographische Untersuchung empfehlenswert.

Das Handgelenk wird von dorsal entweder auf der radialen oder der ulnaren Seite punktiert. Die Hand des hinter dem Behandlungstisch sitzenden Patienten wird leicht gebeugt unterlegt gelagert.

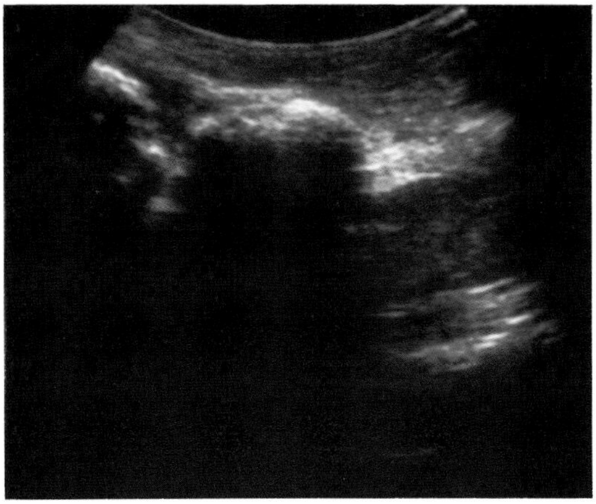

Proximales Handgelenk volodorsal (Chron. Polyarthritis)

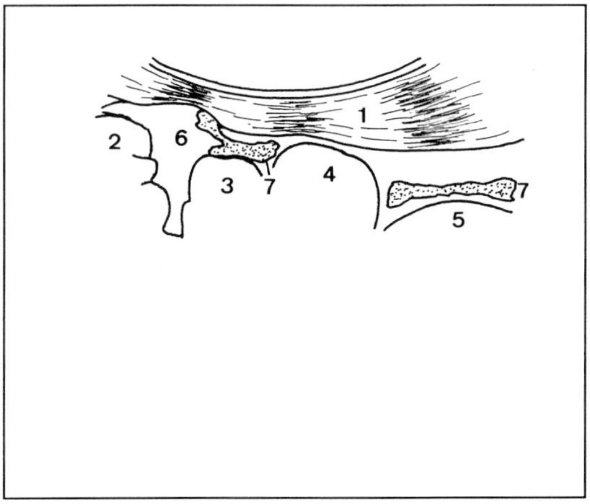

1 Sehne flexor carpi radialis
2 Radius
3 Os naviculare
4 Os trapezium
5 Basis metacarpale I
6 Carpalarthritis (Erguß)
7 Pannus

Radialer Zugang

Kanüle: Nr. 14

Technik: Man palpiert den Spalt zwischen Radiusende und Os naviculare sowie die Sehnen des M. extensor pollicis longus und des M. extensor carpi radialis brevis. In dieser kleinen Kuhle liegt die Injektionsstelle. Zur Injektion empfiehlt es sich, daß die linke Arzthand die Hand des Patienten fixiert. Der Einstich erfolgt senkrecht, etwa 0,5 cm tief.

Ulnarer Zugang

Kanüle: Nr. 14

Technik: Man palpiert mit dem linken Zeigefinger das Ulnarende bzw. den Processus styloideus. Auch hier sind die Streckersehnen zu beachten. Der Einstich erfolgt senkrecht, etwa 0,5 cm tief.

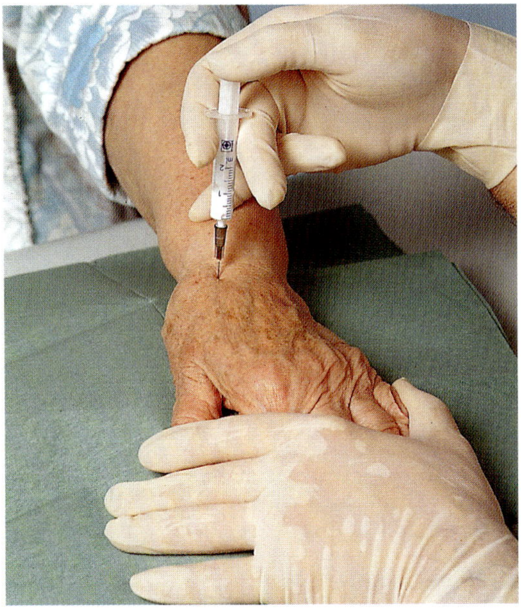

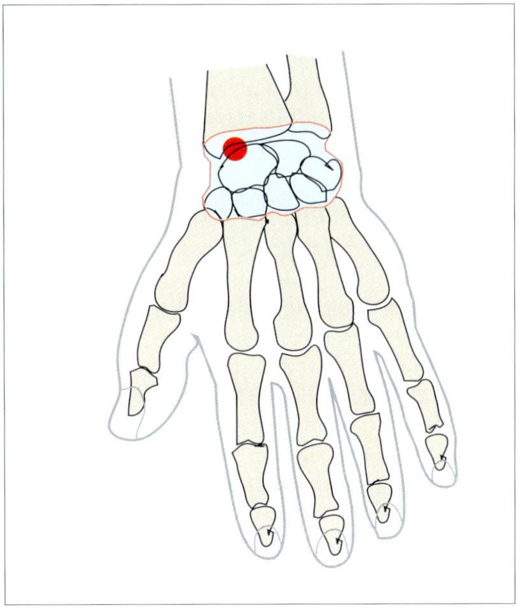

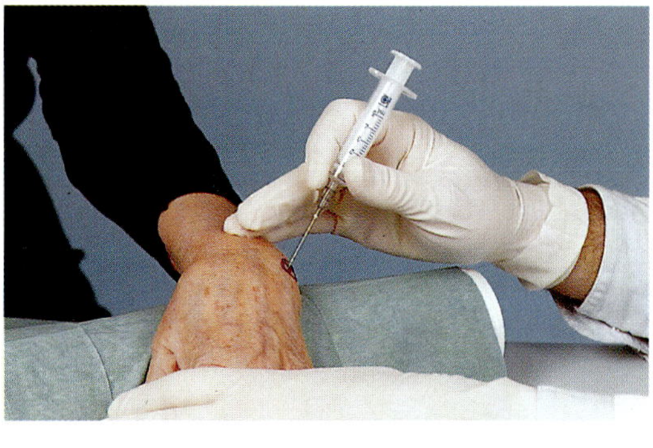

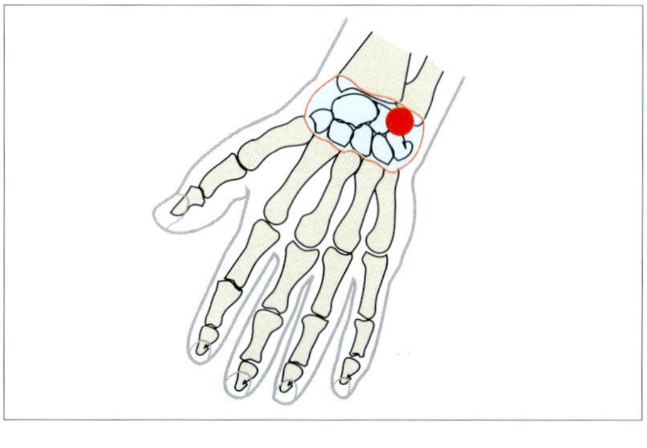

Daumensattelgelenk

Die Injektion ins Daumensattelgelenk ist nicht ganz einfach, da meist eine arthrotische Deformität mit Verengung des Gelenkspaltes vorliegt und Sehnen darüberlaufen.

Kanüle: Nr 16

Technik: Der Patient sitzt hinter dem Behandlungstisch, seine Hand wird unterlegt gelagert mit abgespreiztem Daumen.

Durch eingehende Palpation wird die geeignete Injektionsstelle aufgesucht, wobei besonders auf die Sehnen des M extensor pollicis longus et brevis sowie des M. abductor pollicis longus zu achten ist, damit diese nicht verletzt werden. Die Hand des Patienten wird durch die linke Arzthand fixiert. Der Einstich erfolgt von oben mit leichter Tendenz nach medial.

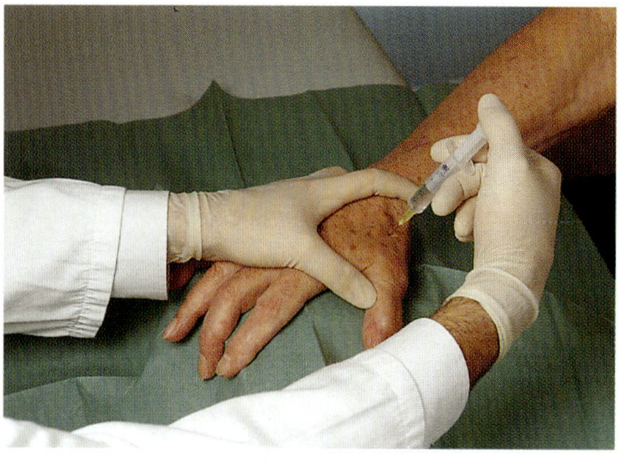

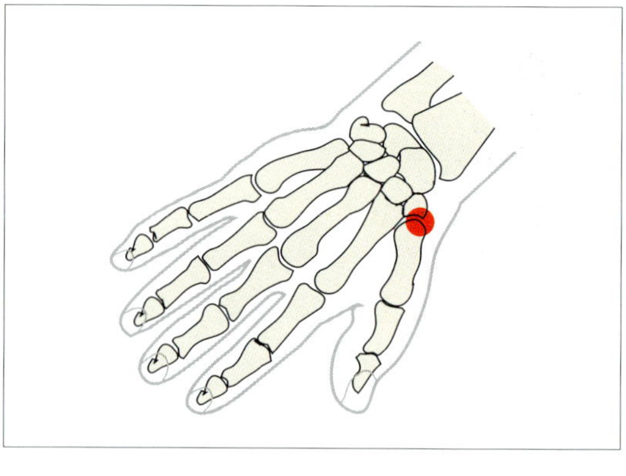

Fingergelenke

Die Injektion in die Fingergelenke ist immer etwas schmerzhaft, weil aufgrund der anatomischen Verhältnisse keine Anästhesie möglich ist und weil bei dem geringen Gelenkvolumen die Injektion eines Medikamentes zur Kapseldehnung führt.

Fingergrundgelenk

Kanüle: Nr. 16 oder 18

Technik: Die Hand des hinter dem Behandlungstisch sitzenden Patienten wird in den Grundgelenken leicht gebeugt unterlegt gelagert. Die linke Arzthand fixiert die Hand.

Man sticht von dorsal etwas lateral des Gelenkes ein (um keine Sehne zu verletzen) und führt die Kanüle nach medial und unten ins Gelenk.

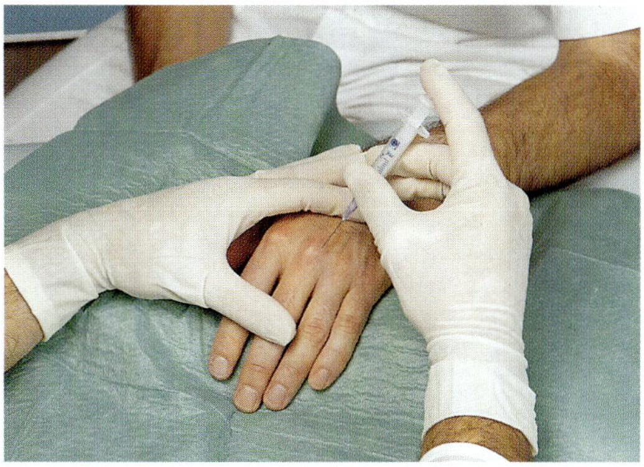

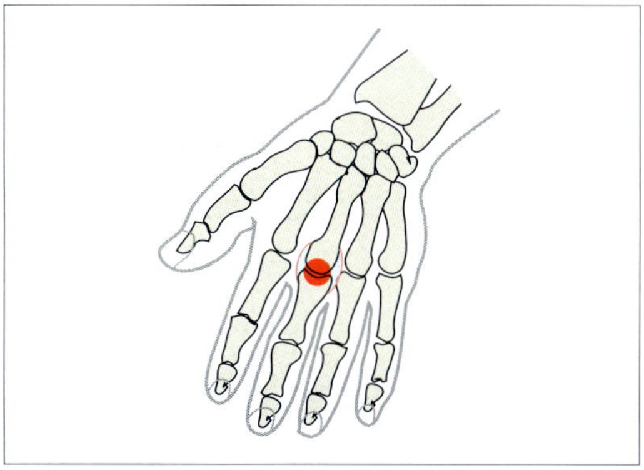

Fingermittelgelenk

Kanüle: Nr. 16 oder 18

Technik: Der Patient sitzt hinter dem Behandlungstisch und legt die Hand auf. Mit der linken Arzthand wird das zu injizierende Gelenk fixiert: Daumen und Zeigefinger dorsal vor bzw. hinter dem Gelenk und Mittelfinger ventral direkt unter dem Gelenk.

Der zu injizierende Finger wird leicht gebeugt gehalten. Der Einstich erfolgt von seitlich direkt in das Gelenk.

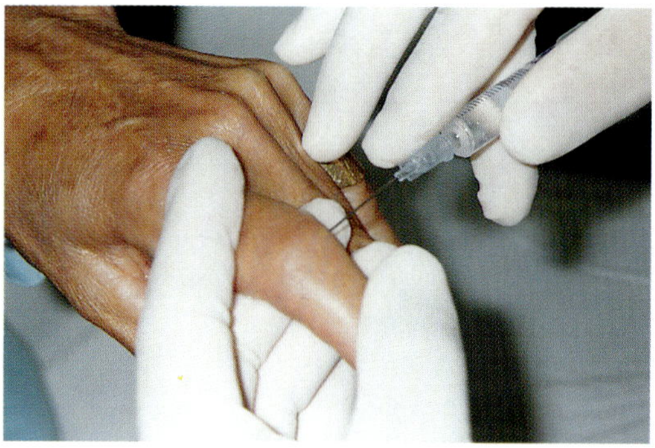

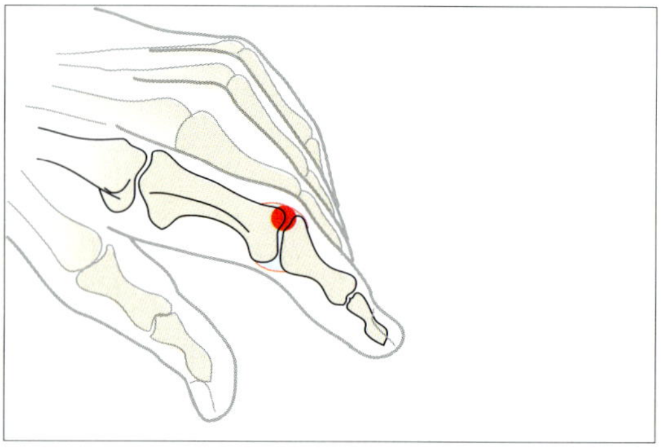

Fingerendgelenk

Kanüle: Nr. 16 oder 18

Technik: Der Patient sitzt hinter dem Behandlungstisch und legt die Hand auf. Mit der linken Arzthand wird das zu injizierende Gelenk fixiert: Zeigefinger ventral, direkt unter dem Gelenk, Daumen auf dem Fingernagel. Das Gelenk wird nur wenig gebeugt.

Der Einstich erfolgt direkt von seitlich.

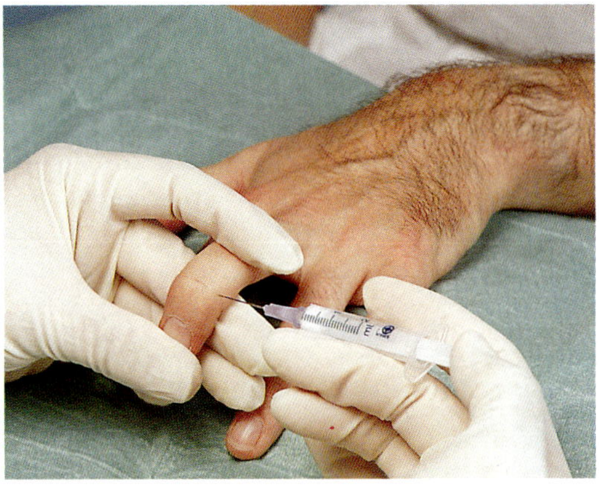

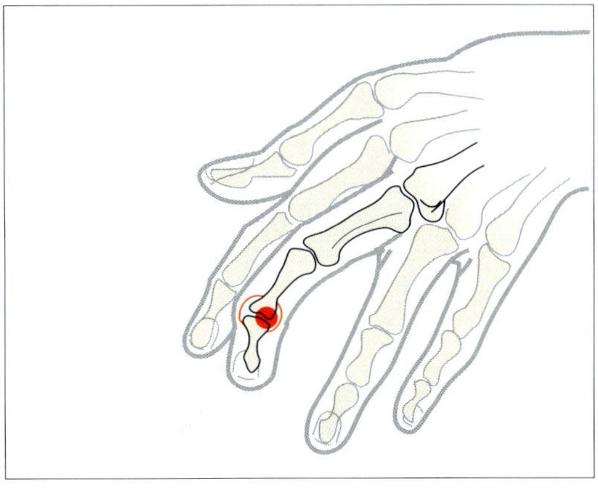

Hüftgelenk

Vor Punktion oder Injektion ist sonographische Untersuchung unerläßlich.

Das Hüftgelenk ist wegen der anatomischen Situation das am schwierigsten zu punktierende Gelenk. Die Punktion setzt Erfahrung voraus. Außerdem sollte die Indikationsstellung wegen der speziellen Risiken der Corticoide (siehe S. 36) sowie der Radionuklid-Synoviorthese (siehe S. 41) besonders streng gestellt werden.

Grundsätzlich gibt es 2 Zugänge: Von lateral über die Trochanterspitze oder von ventral. Wir bevorzugen die ventrale Punktion.

Ventrale Punktion

Kanüle: 0,90 × 70 mm (20 G × 2 3/4''): bei adipösen Patienten Liquorpunktionsnadel

Technik: Der Patient liegt auf dem Behandlungstisch mit leicht gebeugten Hüften, Rolle unter die Kniegelenke.

Zur Orientierung zeichnet man den Verlauf der gut tastbaren Arteria femoralis unterhalb des Leistenbandes sowie das Ligamentum inguinale von der Spina iliaca anterior superior nach medial auf.

Die geeignete Punktionsstelle liegt 2 Querfinger lateral der Arteria femoralis (Bedenke: Der Nervus femoralis liegt lateral der Arteria!) und 3 Querfinger unterhalb des Leistenbandes.

An dieser Stelle wird die Nadel eingestochen und senkrecht in die Tiefe geführt. Ausgiebige Anästhesie ist erforderlich. Die Injektion darf erst erfolgen, wenn die Nadel sicher im Gelenk liegt.

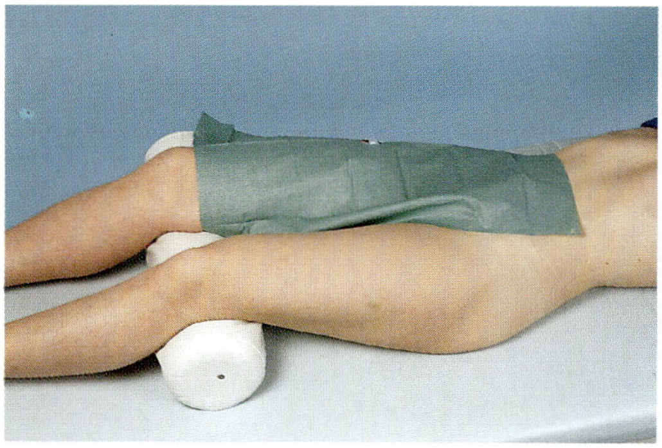

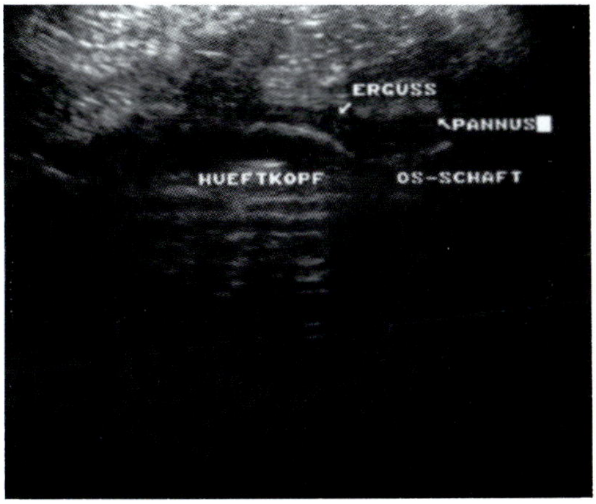

Hüftgelenk von ventral über Femurschaft
(Coxitis bei M. Reiter)

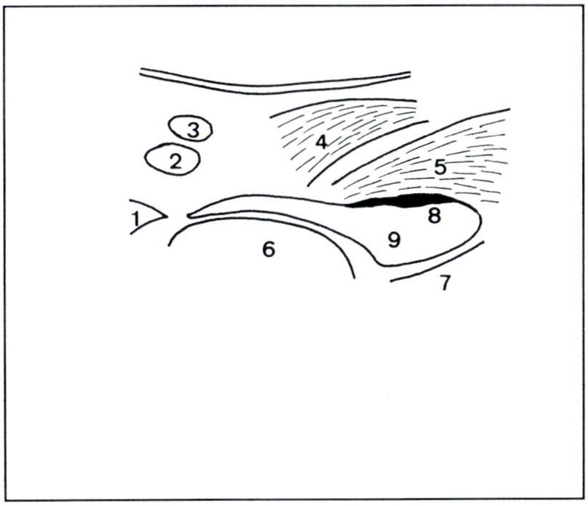

1 Pfannenerker
2 V. femoralis
3 A. femoralis
4 M. rectus femoris
5 M. iliopsoas
6 Oberschenkelkopf
7 Oberschenkelhals
8 Pannus
9 Erguß

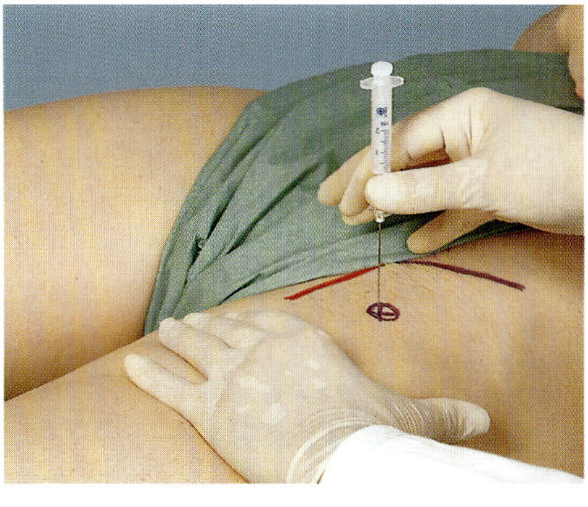

Rot: A. femoralis
Blau: Vena femoralis
Gelb: Nervus femoralis

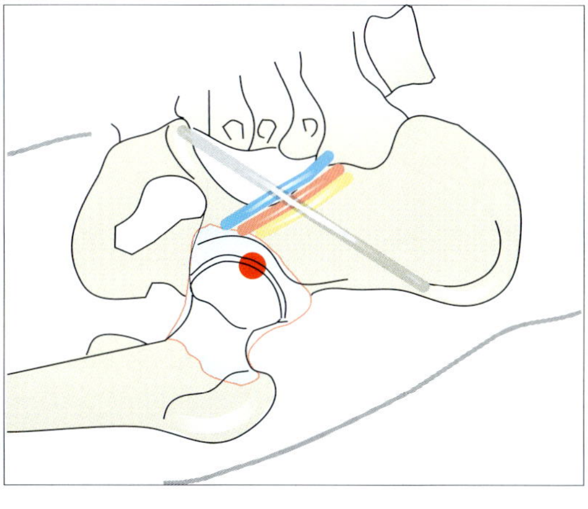

Kniegelenk

Vor Punktion oder Injektion ist sonographische Untersuchung erforderlich.

Das Kniegelenk ist das am besten zugängliche Gelenk; es kann von verschiedenen Seiten her punktiert werden. Wir praktizieren bei vorhandenem Erguß die Punktion des oberen äußeren Recessus am liegenden Patienten, beim trockenen oder stark degenerativ veränderten Gelenk die Punktion von unten am sitzenden Patienten.

Die Punktion medial zwischen Patella und Kondylen am liegenden Patienten haben wir verlassen, da sie trotz vorsichtigen Vorgehens und Anästhesie häufig schmerzhaft ist.

(Gonarthritis bei Spondylitis ankylosans)

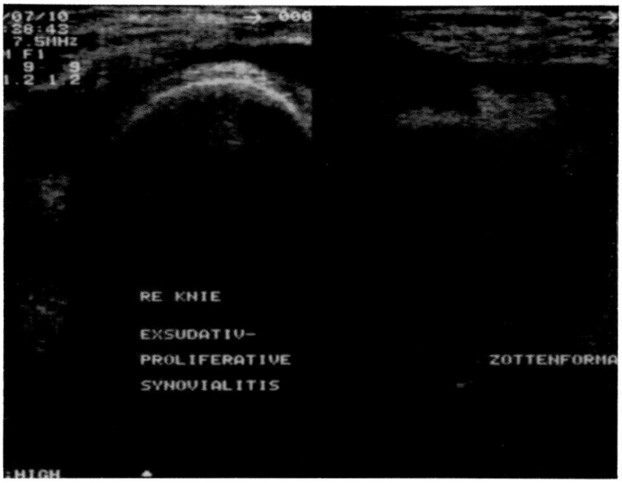

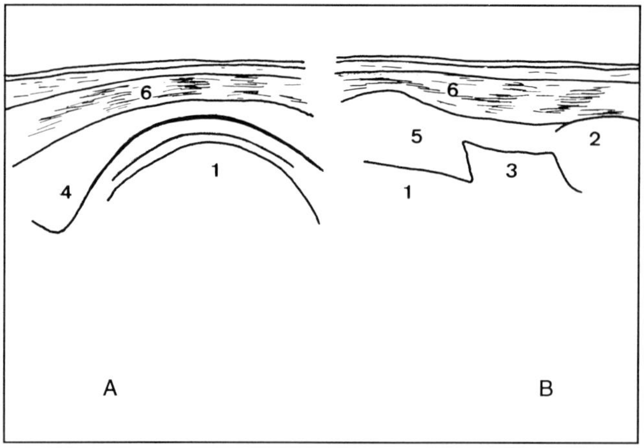

1 Humerusschaft
2 Patella
3 Synovialzottenformation
4 Recessus suprapatellaris mit Erguß (quer)
5 Recessus suprapatellaris mit Erguß (längs)
6 M. quadriceps femoris Sehne
A suprapatellar quer
B suprapatellar längs

Punktion des Kniegelenks bei Erguß von lateral

Ein Erguß ist meist schon sichtbar und palpatorisch feststellbar. Gesichert wird der Erguß und seine Lage durch die Sonographie (s. S. 18 ff.).

Kanüle: Nr. 1; bei großem Erguß oder Verdacht auf Empyem: Kanüle 1, 20 × 40 mm (18G × 1 1/2').

Technik: Der Patient liegt bequem auf dem Behandlungstisch. Das zu punktierende Kniegelenk wird in leicht gebeugter Stellung unterlegt gelagert. Soll das linke Knie punktiert werden, legt der Arzt seine linke Hand so auf das Knie, daß Daumen und Zeigefinger die Patella von unten umgreifen. Mit den übrigen Fingern komprimiert man den inneren Recessus.

Bei Punktion des rechten Kniegelenkes liegt die gespreizte linke Arzthand von oben um die Patella und komprimiert wiederum mit den übrigen Fingern den inneren Recessus.

Die Kompression des inneren Recessus hat den Vorteil, daß man sich – speziell bei kleinen Ergüssen – den Erguß „entgegendrückt". So gelingt die Punktion leicht.

Man sticht an der Stelle der stärksten Vorwölbung ein und führt die Nadel Richtung Kniemitte bis zum Kapselwiderstand. Die Kapsel wird mit einem kurzen Ruck durchstochen. Jetzt läßt sich Erguß gewinnen.

Ein Medikament soll grundsätzlich erst nach möglichst vollständiger Entleerung des Ergusses injiziert werden (siehe S. x).

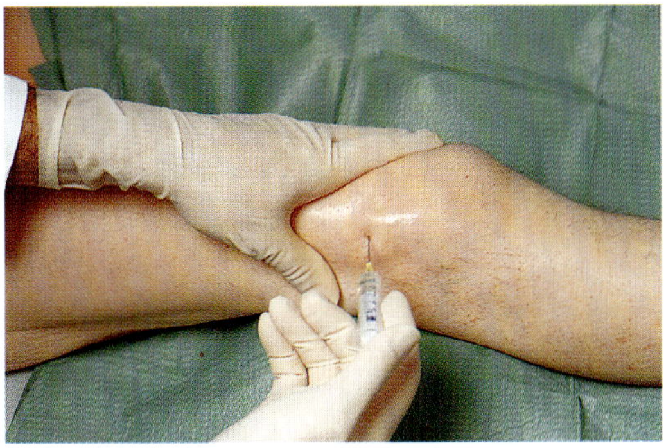

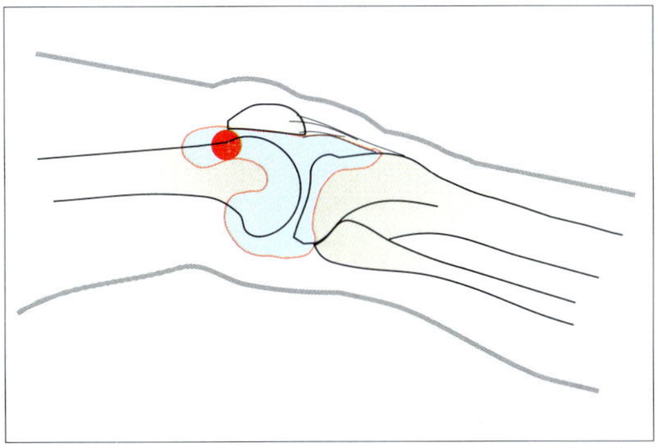

Baker-Zyste

Als Baker- oder Poplitealzyste bezeichnet man eine Synovialzyste des Kniegelenkes.

Baker-Zysten entwickeln sich als Sekundärfolge einer Kniegelenkserkrankung, am häufigsten einer chronischen Arthritis. Sie kommunizieren meist mit der Gelenkhöhle, wobei sich nicht selten ein Ventilmechanismus einstellt. Dadurch kann die Zyste in der Kniekehle ein riesiges Ausmaß annehmen, weit in den Unterschenkel reichen und dort – insbesondere wenn sie rupturiert, eine Schwellung mit Entzündungsreaktion auslösen, so daß eine Verwechslung mit einer Phlebothrombose möglich ist.

Die Diagnose muß sonographisch gesichert werden. Punktion und Injektion eines Corticoides haben meist nur einen vorübergehenden Erfolg. Da Radiosynoviorthese kontraindiziert ist (s. S. 42), bleibt dann nur eine operative Entfernung.

Punktion der Baker-Zyste

Vor Punktion ist sonographische Untersuchung unerläßlich.

Kanüle: Nr. 1 oder 0,9 × 40 mm (20 G × 1 1/2″) oder 1,2 mm Kurzschliff (18 G × 1 1/23″)

Der Patient liegt bäuchlings mit gestrecktem Bein auf dem Untersuchungstisch. Unter Sonographie wird die dorsale Zystengröße auf der Haut markiert. Mittels Untersuchung im vertikalen Durchmesser wird der Punkt des größten Ergußinhaltes aufgesucht. Dort wird senkrecht eingestochen und der Erguß soweit möglich abgezogen.

Bei entzündlicher Genese empfiehlt sich anschließende Corticoidinjektion, wobei hier eine Kristallsuspension zu bevorzugen ist.

Nach der Punktion soll das Bein straff mit einer elastischen Binde gewickelt werden; die Bandage soll 1–2 Tage verbleiben.

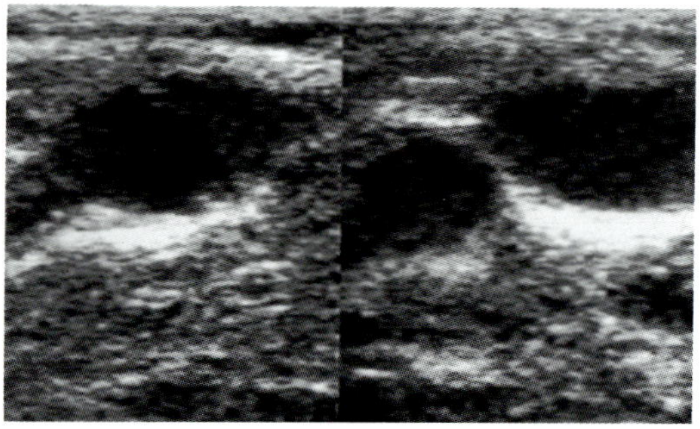

Baker-Zyste Kniekehle und Unterschenkel (Chron. Polyarthritis)

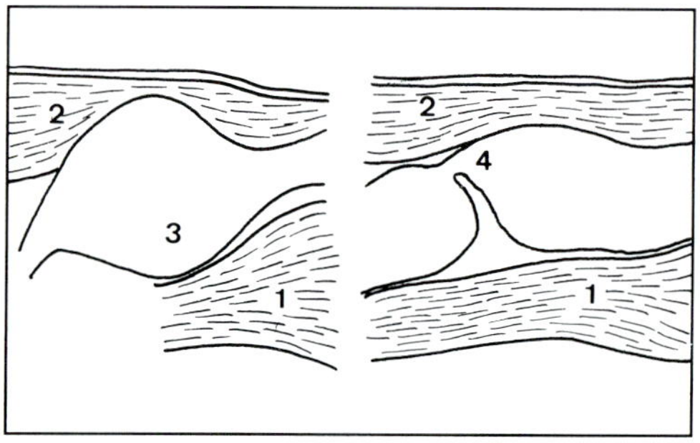

1 M. gastrocnemius
2 M. biceps femoris
3 Bakerzyste
4 Bakerzyste mit Ventil zum Kniegelenk

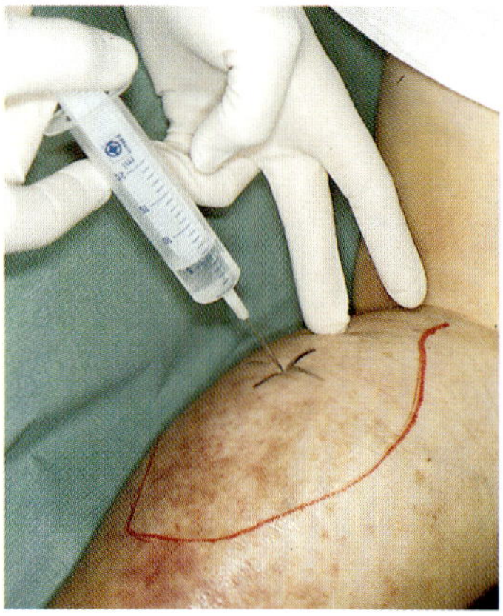

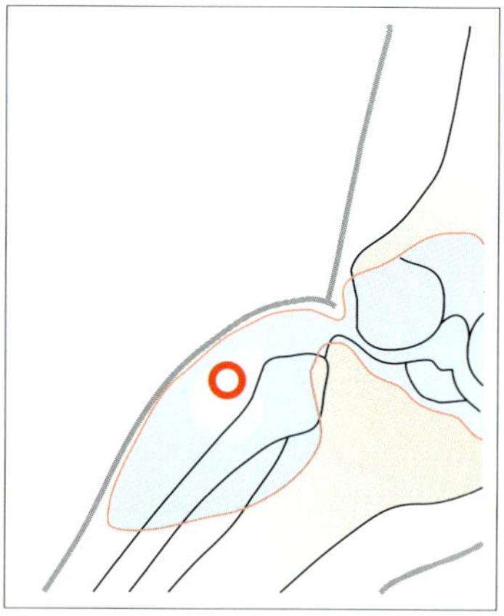

Punktion des Kniegelenks ohne Erguß von unten

Kanüle: Lange und kräftige Kanüle, mindestens Nr. 1

Technik: Der Patient sitzt auf dem Behandlungstisch und stellt die Füße auf den Boden, damit das Kniegelenk in einem rechten Winkel fixiert ist; bei kleinen Patienten muß ein entsprechender Schemel verwendet werden.

Der Arzt sitzt vor dem Patienten und palpiert das Kniegelenk. Dabei sind besonders der untere Patellarrand und der laterale Rand der Patellarsehne aufzusuchen.

Die geeignete Einstichstelle liegt $^1/_2$ cm unterhalb des unteren Patellarrandes und $^1/_2$ cm lateral der Patellarsehne.
Nach dem Einstich wird die Nadel von unten nach oben mit leichter Abweichung nach medial in das Gelenk vorgeschoben.

(Gonarthrose ohne Erguß)

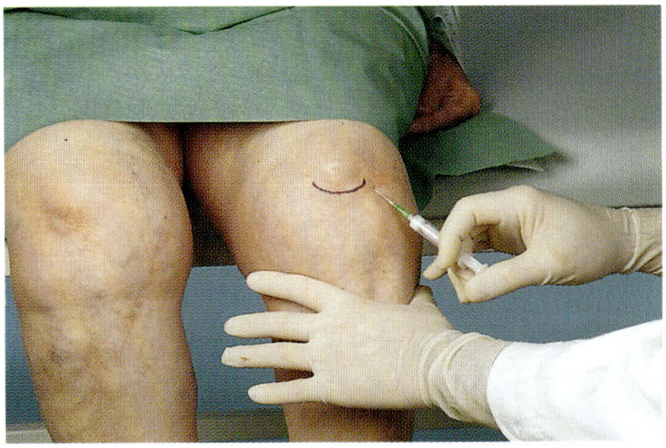

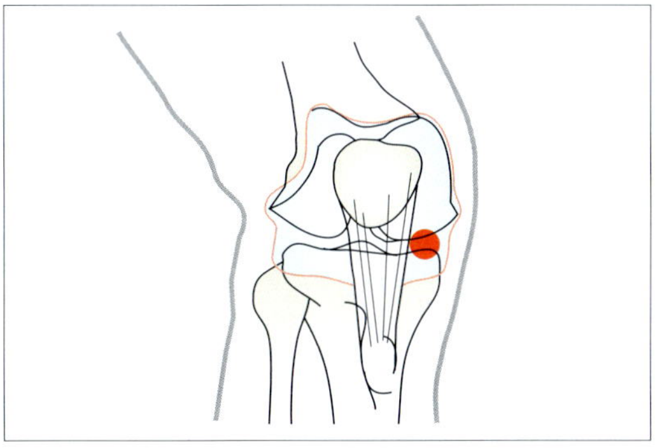

Oberes Sprunggelenk

Vor Punktion oder Injektion ist sonographische Untersuchung erforderlich.

Die Articulatio talocruralis kann von dorsal-lateral oder von ventral punktiert werden. Beim dorsalen Zugang ist das Risiko einer Gefäß- oder Sehnenverletzung geringer, weshalb wir diese Technik bevorzugen.

Ventrale Punktion

Kanüle: Nr. 12

Technik: Der Patient liegt oder sitzt auf dem Behandlungstisch, beugt das Knie, setzt die Fußfläche auf dem Tisch auf und hält, so ferne es ihm möglich ist, das Knie mit beiden Händen fest.

Der Arzt sitzt vor dem Patienten und palpiert die Sehne des M. extensor hallucis longus, die bei Anhebung der großen Zehe deutlich vorspringt. Die geeignete Punktionsstelle liegt lateral dieser Sehne, wobei darauf geachtet werden muß, daß die Sehne des M. extensor digitorum longus nicht verletzt wird. Die Kanüle wird nach unten mit leichter Abweichung nach lateral eingeschoben.

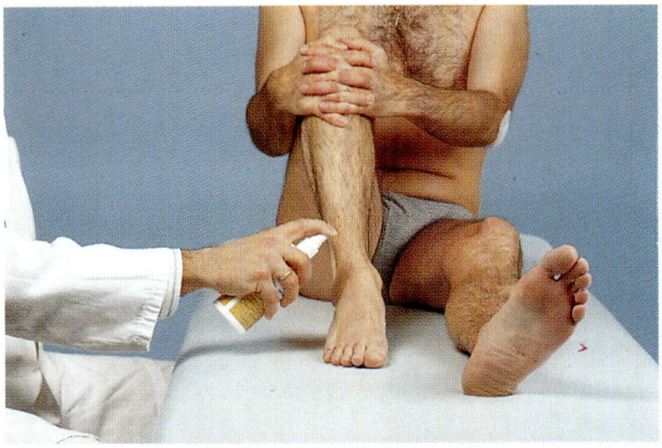

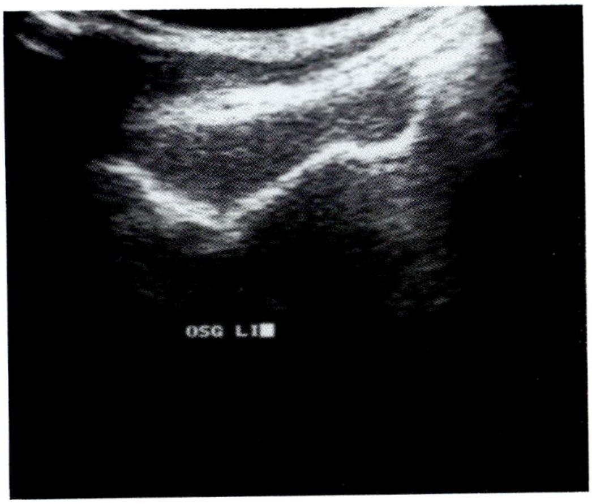

Oberes Sprunggelenk über
M. extensor digitorum longus
(Spondylitis ankylosans)

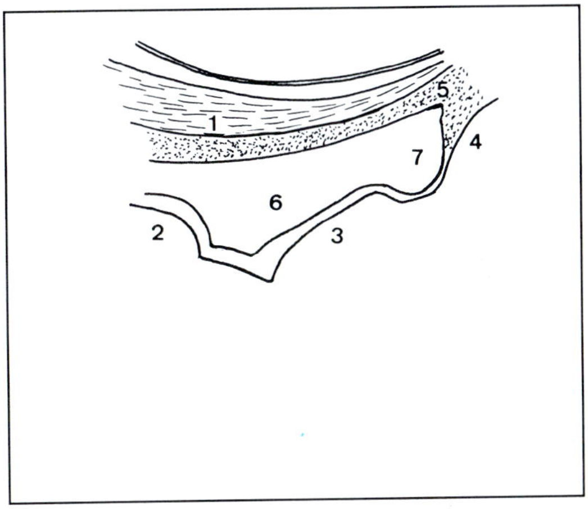

1 M. extensor digitorum longus
2 Tibia
3 Talus
4 Os naviculare
5 Synovialmembranschwellung
6 Erguß im oberen Sprunggelenk
7 Erguß im unteren, vorderen Sprunggelenk

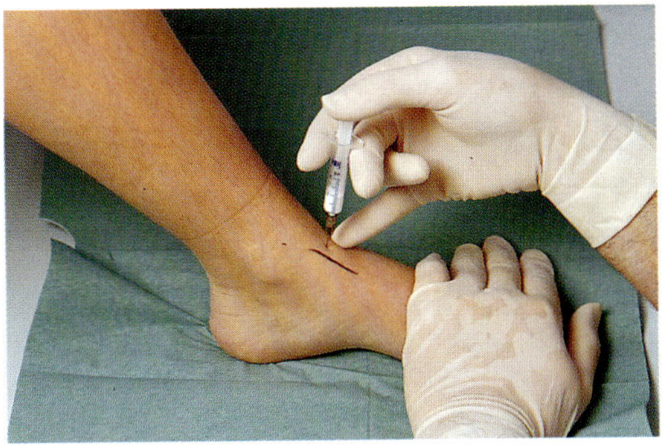

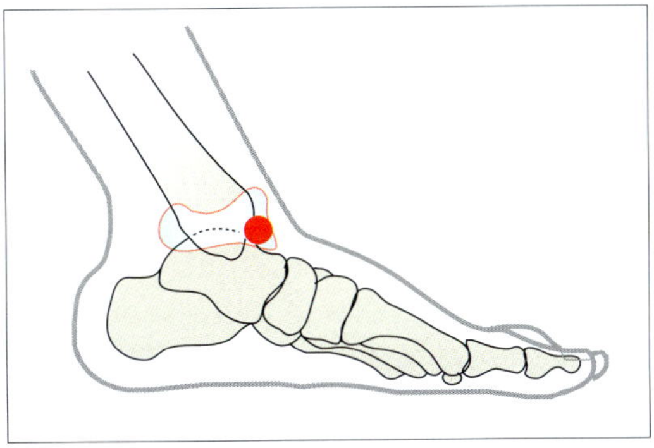

Dorsale Punktion

Kanüle: Nr. 12

Technik: Der Patient liegt mit der gesunden Seite auf dem Behandlungstisch und lagert das betroffene Bein bequem auf der Innenseite, so daß Fuß und Unterschenkel einen rechten Winkel ergeben.

Die geeignete Einstichstelle liegt unmittelbar dorsal des Malleolus fibularis und etwa 1 Querfinger oberhalb des unteren Malleolarrandes. Dort wird die Kanüle eingestochen und vorsichtig waagerecht vorgeschoben. Man erreicht die Gelenkhöhle nach etwa 1 cm.

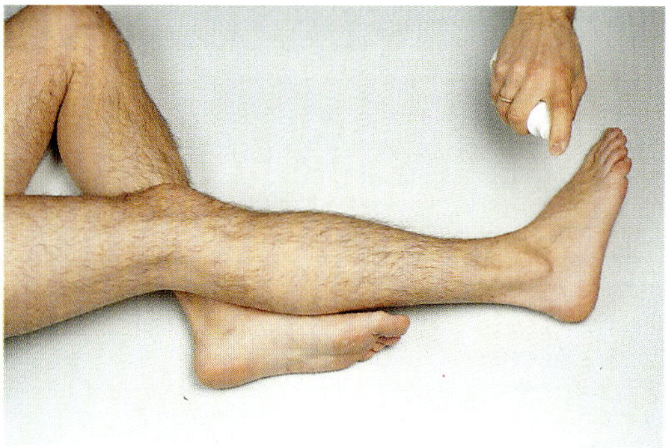

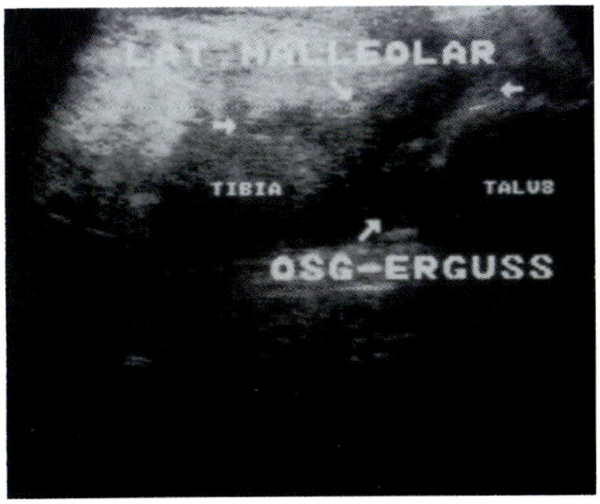

Oberes Sprunggelenk über Malleolus lateralis, vertikaler Schnitt
(Chron. Polyarthritis)

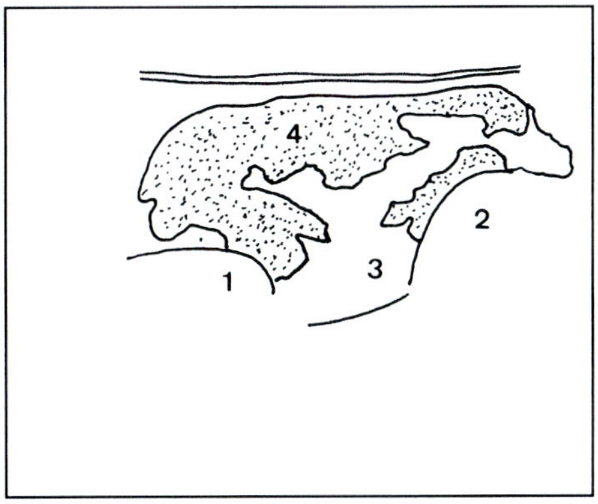

1 Tibia
2 Talus
3 Erguß
4 Pannusgewebe

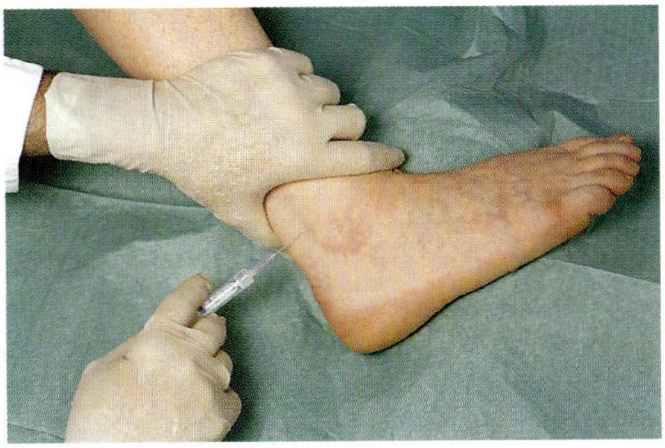

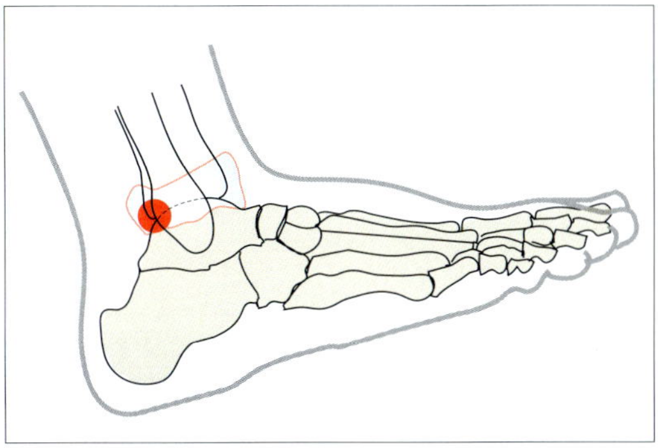

Zehengelenke

Wie bei den Fingergelenken verwendet man auch bei den Zehengelenken keine Lokalanästhesie, um die örtlichen Verhältnisse nicht unübersichtlich zu machen.

Punktionen werden überwiegend zu Injektionszwecken durchgeführt; injiziert werden bevorzugt die Großzehengelenke und an den übrigen Zehen die Grundgelenke. Hauptindikationen sind die chronische Polyarthritis und die Psoriasis-Arthrithis sowie die aktivierte Großzehengrundgelenks-Arthrose.

Kanüle: Nr. 18

Technik: Der Patient sitzt auf dem Behandlungstisch und stellen den Fuß auf. Das Vorgehen entspricht demjenigen an den Fingergelenken: Die Grundgelenke werden von oben (leicht lateral oder medial) und die Mittel- und Endgelenke von ganz seitlich punktiert.

Ist der Gelenkspalt gut tastbar, fixiert der Arzt mit der linken Hand die betreffende Zehe: Bei Grundgelenken distal und bei Mittelgelenken proximal der Einstichstelle.

Ist der Gelenkspalt nicht gut auszumachen, kann man die jeweilige Zehe zwischen Daumen (auf dem Zehennagel) und Zeigefinger (unter der Zehe) nehmen und daran ziehen. So tritt der Gelenkspalt deutlicher hervor. Nach Einstich tastet man sich vorsichtig in den Gelenkspalt vor. Die Injektion erfolgt nur, wenn sich das Medikament ohne stärkeren Druck injizieren läßt.

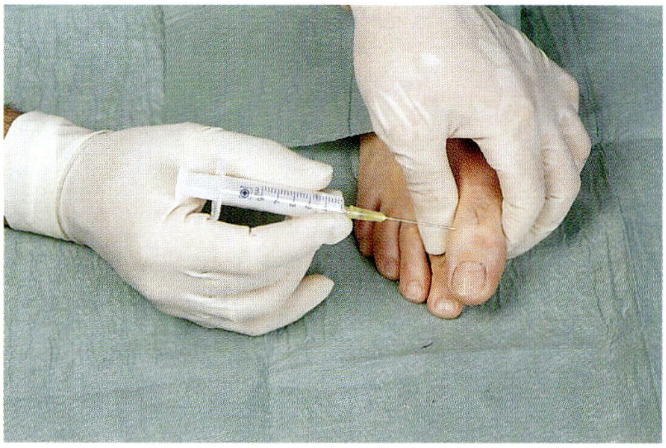

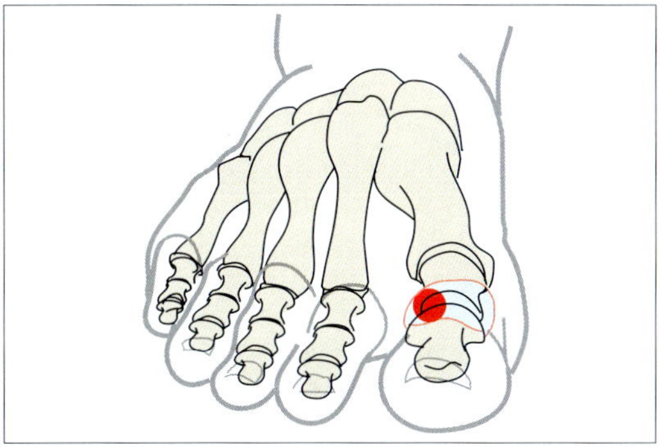

Temporomandibulargelenk

Das Kiefergelenk ist nicht selten in den Prozeß der chronischen Polyarthritis einbezogen und, behindert den Patienten erheblich, wenn er nicht mehr beißen und kauen kann. Dann ist eine Corticoidinjektion indiziert.

Kanüle: Nr. 16

Technik: Der Patient sitzt auf einem Stuhl, und ein Helfer fixiert den Kopf von hinten. Der Arzt sitzt neben dem Patienten und palpiert das Kiefergelenk mehrmals, während der Patient den Mund öffnet und schließt. Dann wird der Puls der Arteria temporalis superficialis aufgesucht. Sie verläuft zusammen mit der Vena temporalis superficialis unmittelbar occipital des Kiefergelenkes nach kranial. Es empfiehlt sich, die Arterie anzuzeichnen. Der Einstich erfolgt ventral der Arterie bei weit geöffnetem Mund. Die Nadel wird vorsichtig waagerecht ganz leicht nach oben und hinten in das Gelenk vorgeschoben.

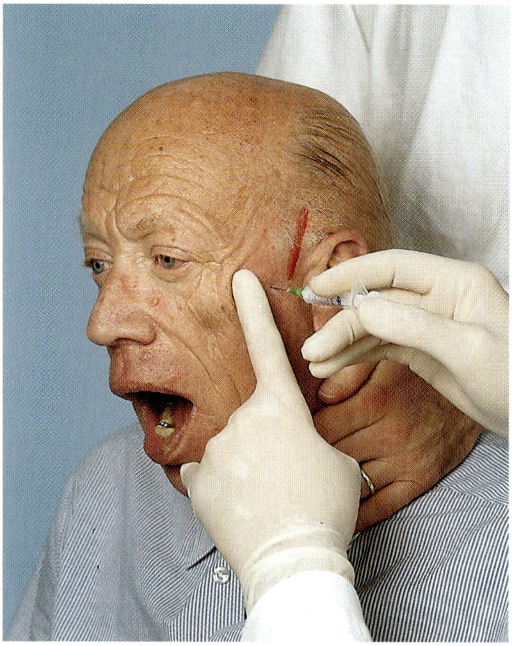

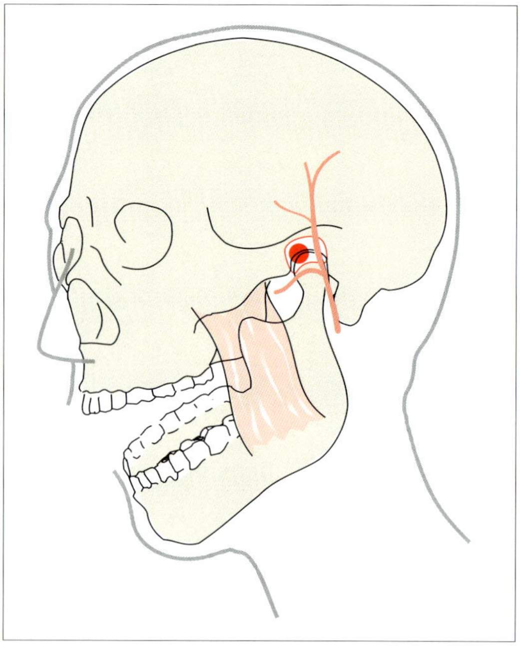

Sternoclaviculargelenk

Vor Punktion oder Injektion ist sonographische Untersuchung empfehlenswert.

Kanüle: Nr. 16

Technik: Der Patient liegt auf dem Behandlungstisch. Das entzündlich veränderte Sternoclaviculargelenk ist meist etwas vorgewölbt und dadurch leicht eruierbar. Ist dies nicht der Fall, muß man den Spalt zwischen Sternum und Klavikel durch Palpation ermitteln.

Man setzt nur eine kleine Hautanästhesie, führt dann die Nadel vorsichtig auf diesen Spalt zu; das Gelenk wird nach wenigen Millimetern erreicht.

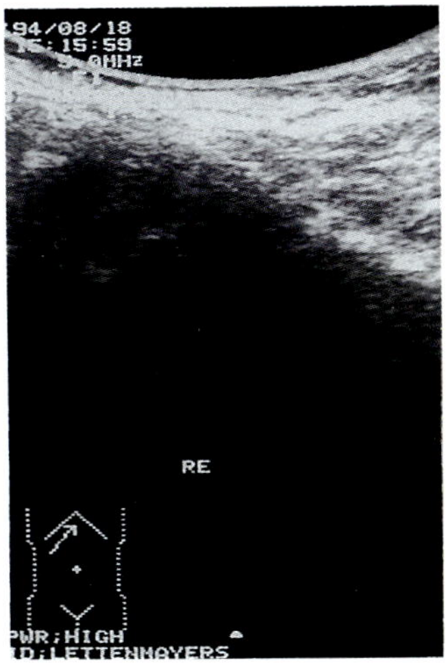

Horizontal über Sternoclaviculargelenk (Psoriasis-Arthritis)

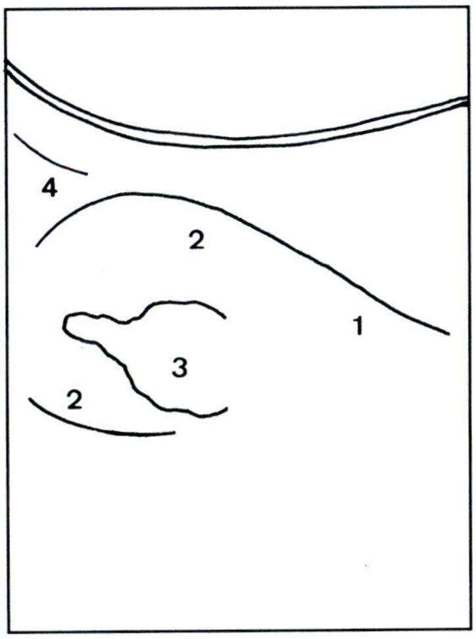

1 Sternum
2 entzündliches Sternoclaviculargelenk (Pannusgewebe)
3 Erguß
4 Clavicula

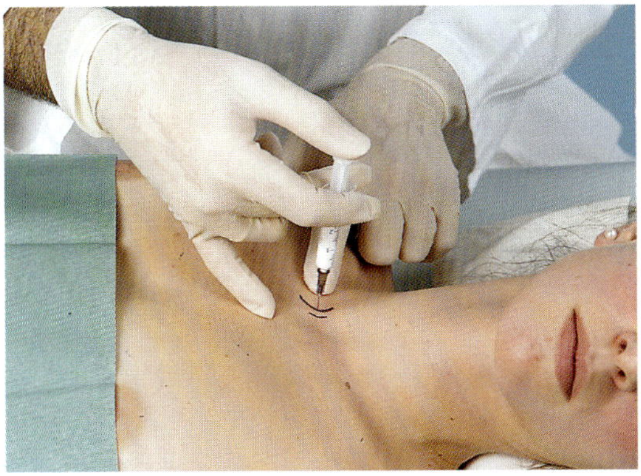

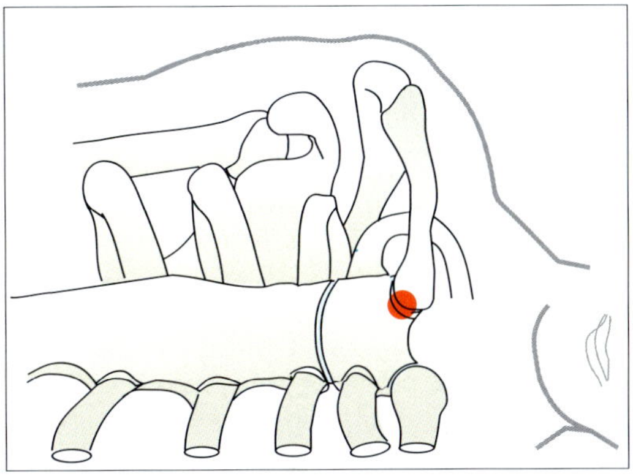

Manubriosternalgelenk

Vor Punktion oder Injektion ist sonographische Untersuchung empfehlenswert.

Das Manubriosternalgelenk ist besonders bei seronegativen Spondarthritiden betroffen.

Kanüle: Nr. 16

Technik: Der Patient liegt auf dem Behandlungstisch. Vor Injektion muß die Gegend mehrfach hin- und herpalpiert werden, um den sehr feinen Gelenksspalt auszumachen.

Dann sticht man die Nadel von seitlich in Richtung auf das Gelenk ein, das man schon nach wenigen Millimetern erreicht. Vorsichtige Injektion.

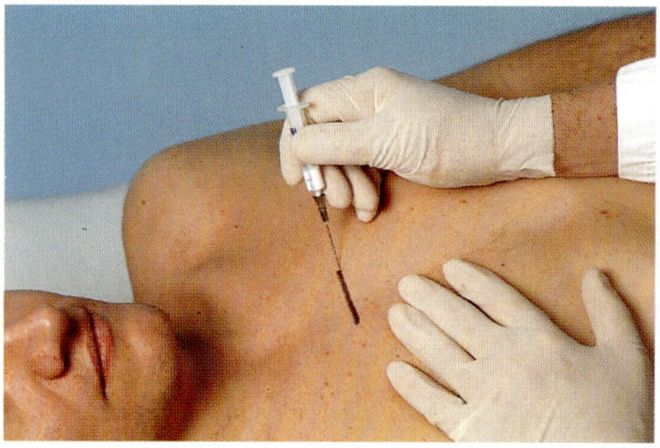

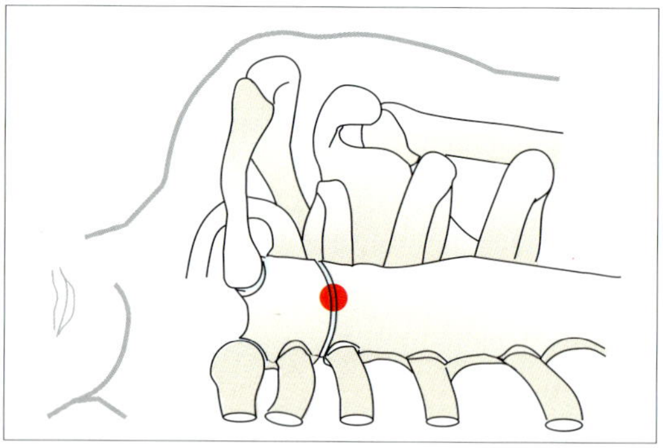

Facettengelenke der Wirbelsäule

Als Facettengelenke werden die Articuli intervertebrales oder Apophysengelenke bezeichnet.

Es handelt sich um echte Gelenke, die sowohl degenerative als auch entzündliche Veränderungen aufweisen können. Degenerative Veränderungen sind meist die Folge von Wirbelkörperfehlstellungen durch Bandscheibenschäden und/oder Spondylosen. Entzündliche Veränderungen können im Rahmen entzündlich-rheumatischer Krankheiten, speziell der seronegativen Spondarthritiden, oder als Sekundärfolge einer Arthrose auftreten.

Subjektiv lösen Facettengelenkveränderungen chronische, lokalisierte Rückenschmerzen, oft mit Ausstrahlung im Sinne eines pseudoradikulären Syndroms aus.

Der Befall dieser Gelenke ist weder klinisch noch röntgenologisch sicher zu diagnostizieren. Bei entzündlicher Reaktion kann eine Anreicherung im Szintigramm einen Hinweis geben. Meist kann man die Diagnose nur ex juvantibus stellen: eine gezielte intraartikuläre Corticoidinjektion kann den Schmerzzustand prompt beseitigen oder zumindest deutlich bessern.

Diese Technik wird überwiegend im Lendenwirbelsäulen-Bereich, aber auch bei Befall der Facettengelenke der Halswirbelsäule seltener der Brustwirbelsäule durchgeführt.

Die Wirksamkeit wird in vielen amerikanischen und französischen Studien kurzfristig als sehr gut bis gut und langfristig als gut bis mäßig beurteilt. Eine große Streubreite der Ergebnisse ist wohl durch die Unsicherheit der Diagnose und die technischen Probleme bei dieser Injektion bedingt.

Die Injektionen müssen unter Durchleuchtung erfolgen. Der Zugang ist immer von dorsal an den posterioren Gelenkanteil. Bei der Punktion muß die in den verschiedenen Wirbelsäulenabschnitten differierende Lokalisation des Zwischenwirbelgelenkes zum Dornfortsatz berücksichtigt werden. Die Dornfortsätze gehen mit unterschiedlichen Winkeln vom Wirbelkörper ab. In der Brustwirbelsäulen-Region ist dieser Winkel am steilsten, im Lendenwirbelsäulenbereich am flachsten. Die Dornfortsätze und die Gelenkposition werden deshalb vor der Injektion markiert. Nach der Methode von *Sell* kann man sich am kaudalen Ende des jeweiligen Dornfortsatzes orientieren, um das dazugehörige Wirbelgelenk vor der Punktion zu identifizieren: das Gelenk liegt im Vergleich zum Dornfortsatz

HWS:	C2–C7:	1–1½ Querfinger darüber (kranial)
BWS:	Th1–Th4:	2 Querfinger darüber
	Th5–Th9:	3 Querfinger darüber
	Th10–Th12:	2 Querfinger darüber
LWS:	L1–L5:	1–1½ Querfinger darüber

Zur groben Orientierung kann man davon ausgehen, daß der Dornfortsatz von Th3 in Höhe des oberen, derjenigen von Th7 in Höhe des unteren Schulterblattwinkels, der Dornfortsatz von L5 in der Waagrechten zwischen den Mittelpunkten der Spinae iliacae posteriores superiores liegt. Die restlichen Wirbel kann man durch Abzählen schnell bestimmen.

Die Einstichstelle liegt ca. 1–1,5 cm lateral des Dornfortsatzes. Die Stichrichtung wird durch Tastbefund und mittels Durchleuchtung während der Injektion überprüft; der Winkel zum Dornfortsatz beträgt etwa 30° nach lateral.

Das maximale Füllvolumen der Zwischenwirbelgelenke beträgt ca. 0,5 bis 1 ml im Bereich der LWS und weniger in den anderen Wirbelsäulenabschnitten.

Injektion in HWS-Facettengelenke

Kanüle: Nr. 14 oder 16; bei adipösen Patienten 21 G 8 oder 9 cm lang oder 25 G 10 cm lang

Der Patient liegt bäuchlings auf dem Röntgentisch. Der Kopf wird je nach der zu punktierenden Seite und Gelenklokalisation bequem gelagert. An der markierten Stelle wird eingestochen, die Hautanästhesie gesetzt und dann die Nadel kontinuierlich unter Durchleuchtungskontrolle unter laufendem Vorspritzen von Lokalanästhetikum an das Gelenk herangeführt. Dann versucht man, in das Gelenk einzustechen: Man spürt den deutlichen Widerstand der Gelenkmembran, der sofort verschwindet, wenn die Nadel in dem Gelenk liegt. Um sicher zu sein, wird nun eine geringe Menge (ca. 0,05–0,2 ml) eines wasserlöslichen Kontrastmittels injiziert. Erst wenn die Kanülenspitze sicher im Gelenk liegt, wird das wasserlösliche Corticoid bzw. eine Corticoid-Lokalanästhetikum-Mischung injiziert. Zur Dokumentation der Lage im Gelenk ist die Anfertigung eines statischen Röntgenbildes empfehlenswert.

Injektion in BWS-Facettengelenk

Kanüle: Nr. 14 oder 16, bei adipösen Patienten 21 G 8 oder 9 cm lang oder 25 G 10 cm lang

Lagerung und Vorbereitung des Patienten wie bei Injektion in ein HWS-Facettengelenk. Analoges Vorgehen von der jeweils angezeichneten Stelle aus. Nach arthrographischer Sicherung der intraartikulären Kanülenlage wird nicht mehr als 1 ml eines wasserlöslichen Corticoids oder einer Corticoid-Lokalanästhetikum-Mischung injiziert (keine Abbildung).

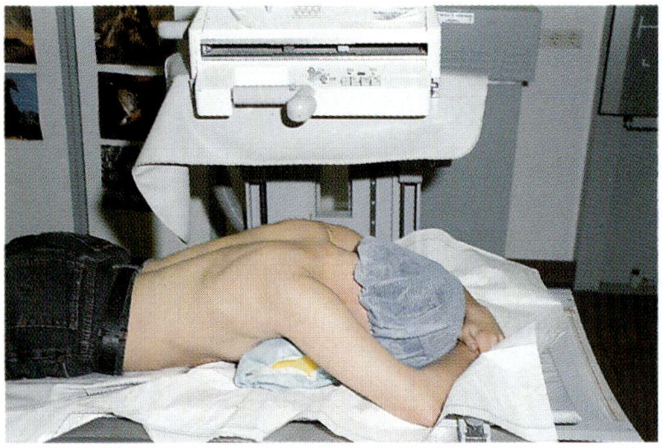

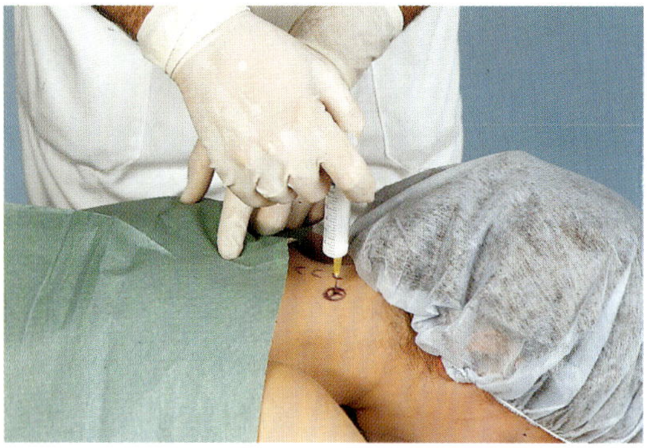

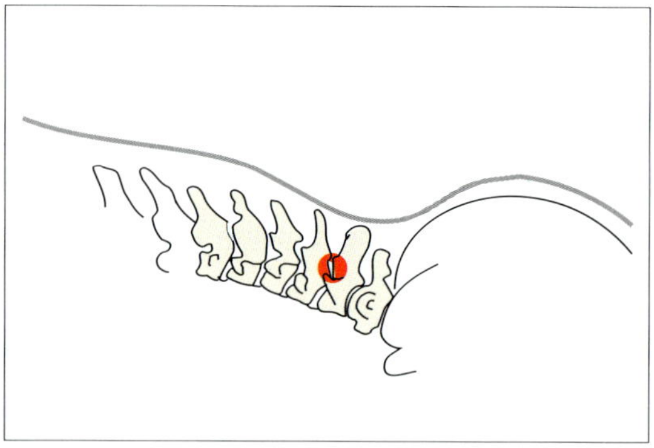

Injektion in LWS-Facettengelenk

Kanüle: Nr. 14 oder 16, bei adipösen Patienten 21 G 8 oder 9 cm lang oder 25 G 10 cm lang

Vorbereitung und Durchführung der Punktion wie bei Injektion in ein HWS-Facettengelenk. Nach Sicherung der Kanülenlage im Gelenk werden in die oberen LWS-Gelenke nicht mehr als 1 ml, bei L5/S1 bis 1,5 ml injiziert.

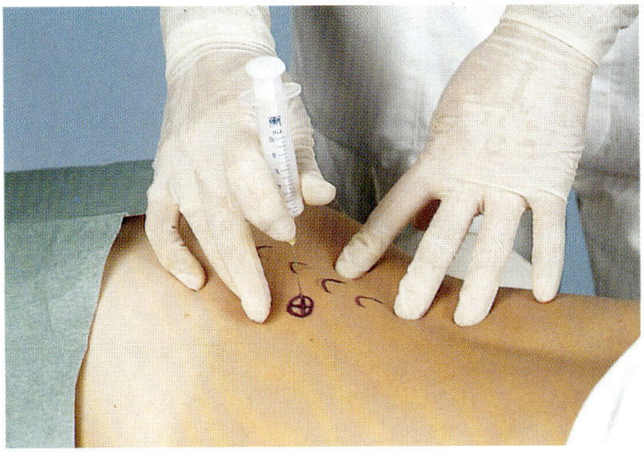

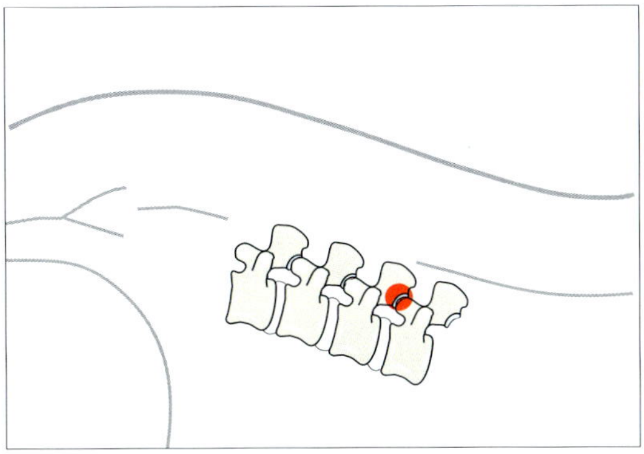

Abb. untere Reihe: 59j. Pat. mit chron. Lumbalgie-Syndrom.
Links: MR-Tomo (1 Tesla) mit Gadolinum zeigt Synovial-Zyste am Zwischenwirbelgelenk L4/5 rechts.
Rechts: Punktion dieses Gelenkes nach Markierung mit Bleikugel und Sicherung der i. a. Lage der Kanülenspitze durch KM-Injektion. Nach einmaliger Corticoidinjektion Schmerzfreiheit.

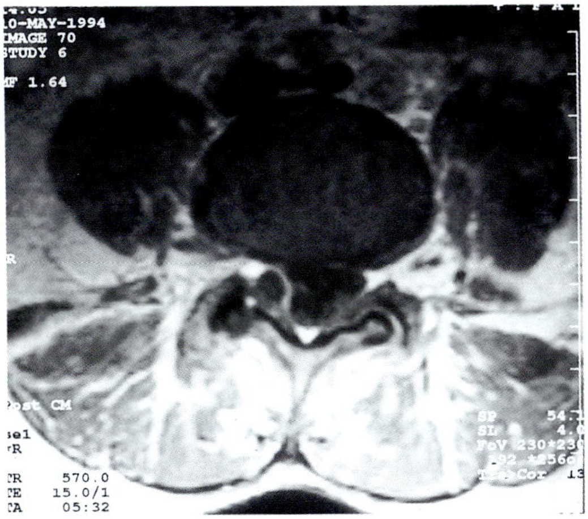

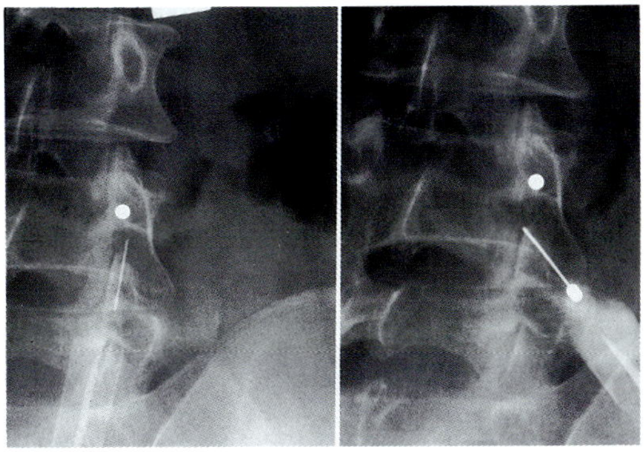

Iliosakralgelenk

Die Punktion des Iliosakralgelenks (ISG) ist aufgrund der besonderen anatomischen Verhältnisse und individueller Unterschiede in Form und Größe der Gelenkflächen nur unter Durchleuchtung und nach Kontrastmitteldarstellung möglich. Eine Darstellung des Gelenkes ist mittels Arthrosonographie nicht möglich.

Anatomie: Das ISG verläuft doppel-S-förmig von dorsal nach ventral (obere Abb.). Die artikulierenden Gelenkflächen von Os ilium und Os sacrum sind bei verschiedenen Menschen unterschiedlich. Je nach der individuellen Krümmung der Wirbelsäule des Patienten besteht eine mehr horizontale (L-Form) oder vertikale (birnenförmige) Ausrichtung der Gelenkfläche in die Längsrichtung (untere Abb.). Aufgrund dieser anatomischen Vielfalt muß die Punktion unter Durchleuchtung erfolgen.

Die begrenzenden ventralen Ligamente des Gelenkraumes sind dünn, die dorsalen Ligamente (= Ligg. sacroiliaca dorsalia) sehr dick. Die Ligg. sacroiliaca dorsalia stellen den extraartikulären bandhaltigen Anteil des ISG-Zuganges dar, welcher von innen (medial) nach außen (lateral) verläuft. Bei der Punktion des ISG muß beim Durchstechen dieser Bänder diese Stichrichtung eingehalten werden (Abb. S. 81).

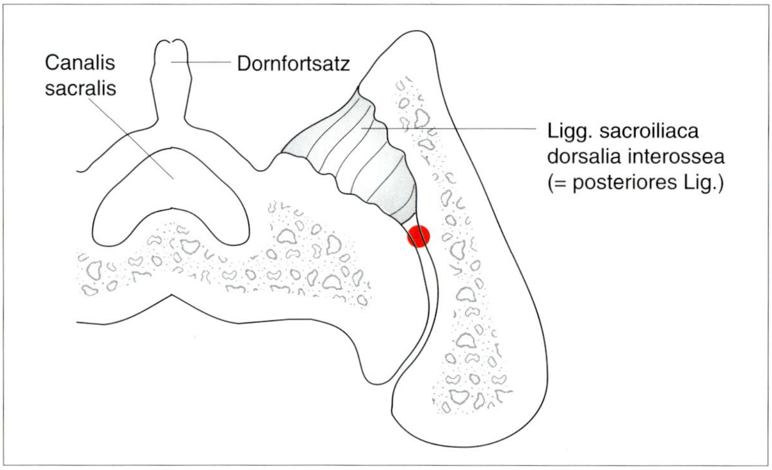

● Punktionsort

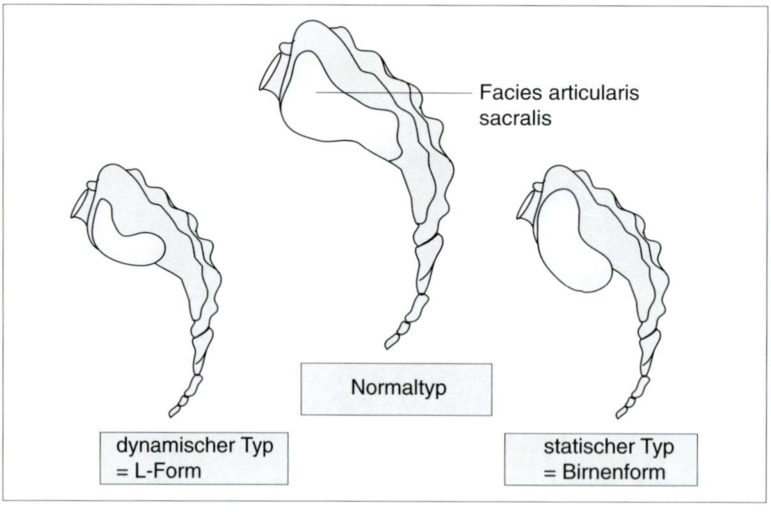

Formvarianten des ISG

Indikationen

- Eine **diagnostische Punktion** ist insbesondere bei einseitiger Iliosakralarthritis zum Nachweis bzw. Ausschluß einer bakteriellen Infektion, speziell auch der Tuberkulose, indiziert
- **Corticoidinjektionen** sind begründet bei auf NSAR refraktären Schmerzen im Rahmen seronegativer Spondarthritiden. Eine bakterielle Infektion muß zuvor sicher ausgeschlossen sein.

Kanüle

Zur Lokalanästhesie 1,20 ×40 mm/18 G × 1½″
Zur Punktion bzw. Injektion 0,9 × 70 mm/20 G × 2¾″ oder 1,2 × 70 mm/20 G × 2⅘″; evtl. chirurgisches Stilett.

Lagerung des Patienten: Der Patient liegt bäuchlings auf dem Röntgentisch mit einem festen Kissen unter dem vorderen Beckenring (präsymphysär), damit das Sakrum um ca. 20° nach dorsal gekippt wird.

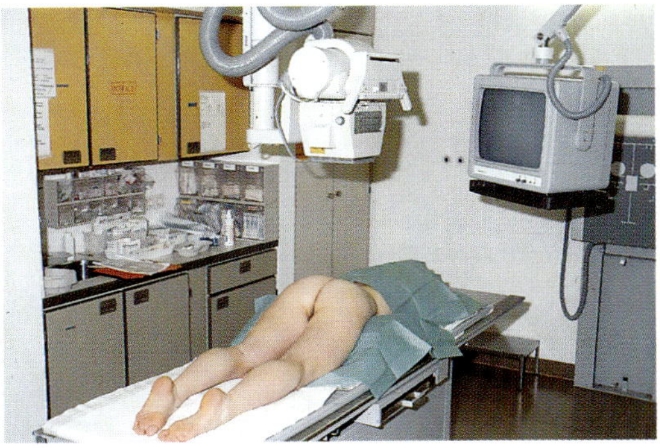

Punktionsort: Als geeigneter Punktionsort ist der besser zugängliche kaudale Anteil des Gelenkes, ca. 1–2 cm vor der hinteren Begrenzung und ca. 1–2 cm lateral der inneren Begrenzung dieser Gelenkregion zu wählen (in der Abb. ist der Punktionsort entsprechend der Durchleuchtungsanatomie des gezeigten Patienten gekennzeichnet). Dieser Punkt entspricht dem hinteren unteren Teil des Gelenkraumes. Hier kann am leichtesten aus dem Gelenk auch synoviale Flüssigkeit aspiriert werden.

Markierung: Nach großflächiger Desinfektion zeichnet man mit sterilem Dermoscript-Stift eine gerade Linie vom untersten Punkt der getasteten Spina iliaca posterior superior parallel zur Rima ani nach kaudal. Das Gelenk liegt unterhalb (ventral) und medial dieser Linie und wird mittels Durchleuchtung gesucht und eingestellt. Diese Markierung dient als äußere Orientierung während der Durchleuchtung.

Nach Einstellung des Punktionsortes kann man diesen an der Haut mit einer durch Steristrip® festgeklebten sterilen röntgendichten Bleikugel (z. B. Schrotkugel) markieren.

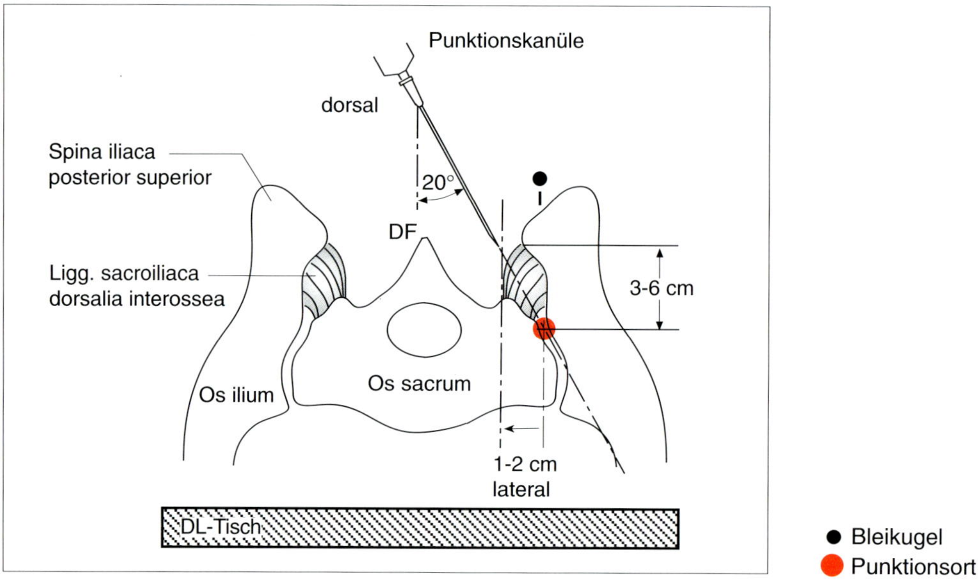

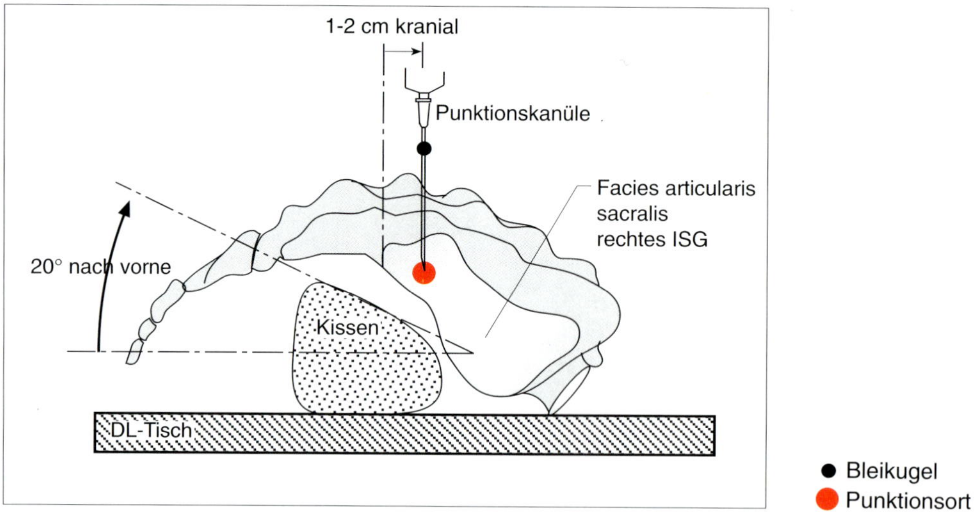

Punktion: Die Kanüle für die Lokalanästhesie wird unter laufender Durchleuchtung 1–2 cm medial vom Punktionsort (1–2 cm medial der Bleikugel) in einem Winkel von ca. 20° von innen nach außen in Richtung auf den hinteren unteren Gelenkraum vorgeschoben. Dabei wird das subkutane Weichteilgewebe ausgiebig fächerförmig mit dem Lokalanästhetikum infiltriert, bis knöcherner Widerstand erreicht wird (Abb. obere Reihe).

Nach Eintritt der Anästhesie wird mit der Punktionskanüle in gleicher Weise wie zuvor bei der Anästhesie eingestochen. Man durchsticht die hinteren Kreuzdarmbeinbänder (Ligg. sacroiliaca dorsalia). Je nach anatomischen Verhältnissen und Entzündungsgrad ist eine Tiefe von 3–6 cm gegen starken Widerstand zu überwinden, bis man fühlbar in das Gelenk „hineinfällt" (Abb. untere Reihe).

Bei starkem Widerstand muß der Punktionskanal mit einem chirurgischen Stilett geweitet werden.

Die Punktionsnadel wird bis zu 1 cm in das Gelenk vorgeschoben. Nun werden je nach Gelenkraum 1 bis maximal 8 ml eines wasserlöslichen Kontrastmittels injiziert und die Kanülenlage nötigenfalls korrigiert. Bei einer Fehlpunktion ergießt sich das Kontrastmittel in die Faszie und zeigt ein chrakteristisches gefiedertes Muster. Liegt die Kanüle richtig im Gelenk, erfolgt die Aspiration von Synovialflüssigkeit zur Untersuchung, bzw. die Injektion des Corticoides.

Merke: Lokalanästhetika sollen nicht in das ISG injiziert werden, da eine vorübergehende Anästhesie des Beckens ausgelöst werden könnte *(Maugars* et al.*)*.

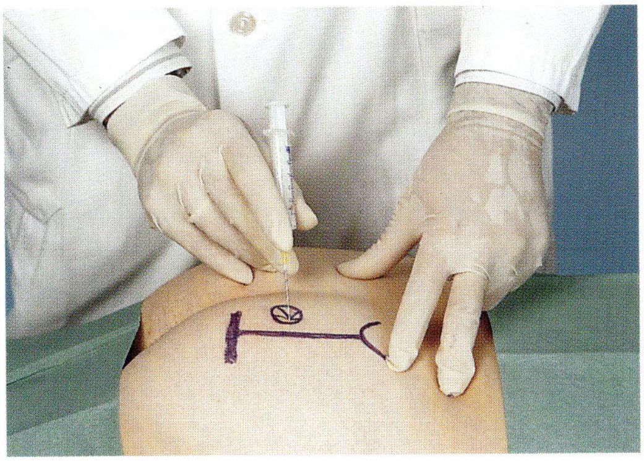

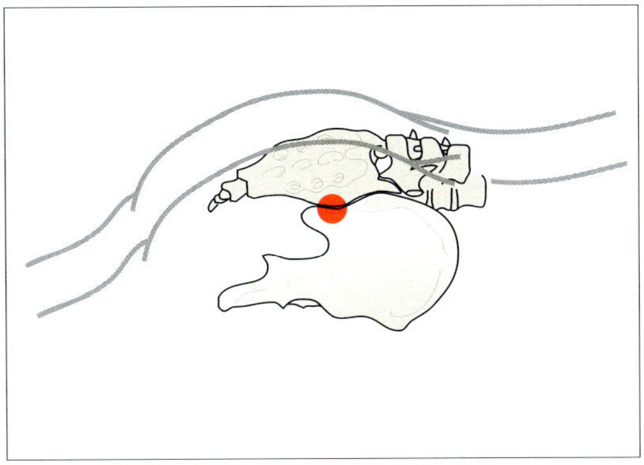

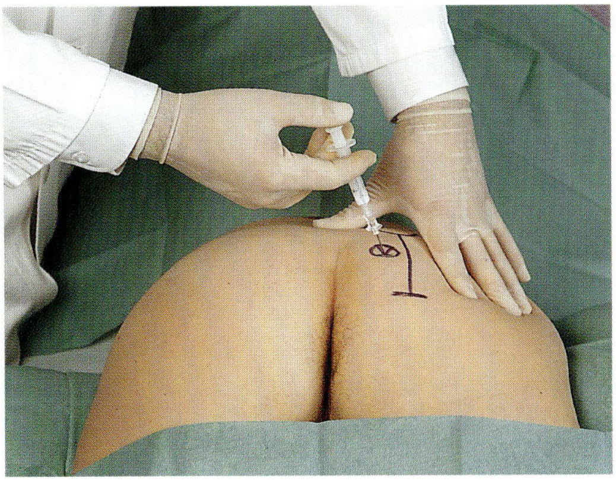

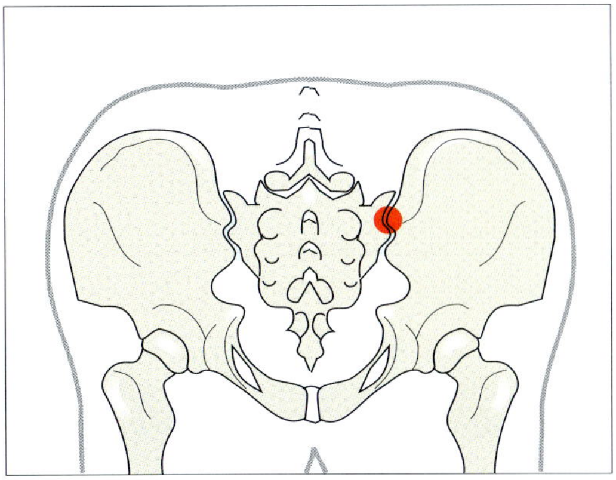

Injektions- bzw. Infiltrationstherapie bei Weichteilerkrankungen

Allgemeines

Schmerzen im Bereich von Weichteilen gehören zu den Alltagsklagen in der ärztlichen Praxis. Betroffen sind in erster Linie Sehnen, Sehnenscheiden, Sehnenansätze, Gelenkkapseln und Schleimbeutel. Dazu gerechnet werden auch die sog. Nervenkompressions-Syndrome.

Als Ursache kommen entzündliche und degenerative Krankheiten, aber auch akute, traumatisch bedingte Schädigungen sowie ständig wiederholte Mikrotraumen oder Druckschäden in Frage. Bei vielen nicht primär entzündlichen Veränderungen stellen sich sekundär entzündliche Reaktionen ein, die für die Schmerzhaftigkeit maßgeblich sind.

In allen diesen Fällen bewährt sich, selbstverständlich nach einer evtl. nötigen oder möglichen kausalen Therapie, eine lokale Infiltrationsbehandlung. „Wo Schmerz dort Injektion" darf aber nicht zum Reflex werden; eine exakte Diagnose muß in jedem Fall gefordert werden.

Anwendung von Pharmaka

Lokalanästhetika

- Bei nicht entzündlichen Veränderungen ist eine Infiltration mit einem Lokalanästhetikum indiziert. Viele Ärzte machen auch bei primär entzündlichen Veränderungen zunächst einen Versuch mit einem Lokalanästhetikum und injizieren ein Corticoid erst dann, wenn die Wirkung des Lokalanästhetikums nicht anhaltend war
- Verwendung finden sollten nur nichtveresterte Präparate, weil sie weniger allergische Reaktionen verursachen, wie z. B. Mepivacain (Scandicain ®) in 1%iger Konzentration ohne Adrenalinzusatz. Eine intravenöse und auch intrathekale Injektion muß absolut vermieden werden
- Im übrigen empfiehlt es sich – wie bei jeder Injektionsbehandlung – alles zur evtl. Schocktherapie Nötige griffbereit zu haben (s. S. 38)

Corticoide

- Injektion eines Corticoides ist Therapie der Wahl bei allen primär oder sekundär entzündlichen Erkrankungen bzw. Reaktionen im Bereich der Weichteile des Bewegungsapparates
- Im Gegensatz zur Injektion in Gelenke sollten, insbesondere im Sehnenbereich, keine Kristallsuspensionen, sondern nur wäßrige Lösungen verwendet werden, um Sehnenschädigungen und Kristallreaktionen zu vermeiden. Ausnahme sind die epidurale Injektion in den Sakralkanal sowie die Injektion in eine Baker-Zyste
- 9-alpha-fluorierte Präparate sollte man vermeiden, weil sie erheblich häufiger lokale Schäden verursachen: Atrophie der Haut und des subkutanen Gewebes, Lanugoverlust oder Hypertrichose, Pigmentverschiebungen. Wird wegen seiner stärkeren Wirkung ein fluoriertes Präparat verwendet, so muß ein Reflux in den Stichkanal vermieden werden
- Pro Injektion sollten nicht mehr als 25 mg Prednisolon bzw. 20 mg Methylprednisolon infiltriert werden. Die 2–3malige Wiederholung ist möglich; ein Intervall von mindestens 1 Woche sollte eingehalten werden
- Viele Ärzte mischen das Corticoid mit einem Lokalanästhetikum. Dies ist bei einer wäßrigen Corticoidlösung – im Gegensatz zu den Kristallsuspensionen – unbedenklich, weil diese ja sowieso sehr schnell aus dem Gewebe abtransportiert wird

Procedere

- Voraussetzung für eine Infiltrationsbehandlung ist eine klare Diagnose durch klinische und sonographische Untersuchung
- Um Verletzungen von Sehnen, Nerven, Gefäßen zu vermeiden, muß der ausführende Arzt die Topographie der zu injizierenden Gegend genau kennen
- Im Sehnenbereich muß peinlich darauf geachtet werden, daß keine intratendinöse Injektion vorgenommen wird; sie könnte, besonders bei Verwendung von Corticoiden, zu einer Nekrose führen und ist häufigste Ursache von Sehnenrupturen
- Auch für die Injektion in Weichteile ist aseptisches Vorgehen erforderlich wie bei der intraartikulären Injektion (s. S. 27)

- Es empfiehlt sich vor der Corticoidinjektion eine schichtweise Lokalanästhesie vorzunehmen. Liegt die zu infiltrierende Gegend oberflächlich, kann das Corticoid nach Spritzenwechsel durch die gleiche Nadel injiziert werden. Bei tiefergehenden Injektionen, wie z. B. in den Sakralkanal, muß ein Nadelwechsel vorgenommen werden. Die am häufigsten verwendeten Kanülen sind in Tab. 8 zusammengefaßt
- Nach Beendigung der Injektion ist ein steriler Wundverband erforderlich

Tab. **8** Für die Weichteilinfiltration am häufigsten verwendeten Kanülen

Größe	Maße in Gauge bzw. Zoll	∅ mm	Länge mm	Farbcode
1	20 × 1½″	0,90	40	gelb
	18 × 1½″	1,2	Kurzschliff	rosa
2	21 × 1½″	0,80	40	grün
12	22 × 1¼″	0,70	30	schwarz
14	23 × 1¼″	0,60	30	blau
16	23 × 1″	0,60	25	blau
18	26 × 1″	0,45	25	braun oder orange
Für epidurale Injektion Spinalanästhesie-Kanülen (z. B. Spinocan®)				
	29(DW)* × 3½″	0,34	88	rot
	22 × 1½″	0,7	40	schwarz
	18 × 3½″	1,3	88	pink

*DW = Dünnwandkanüle

Injektions- und Infiltrationstechniken

Übersicht über die beschriebenen Techniken

Der menschliche Organismus hat auf jeder Körperhälfte 78 Schleimbeutel. Die Technik wird nur für die am häufigsten betroffenen Bursen beschrieben. Alle anderen können in analoger Weise injiziert werden.

Indikationsstellung, allgemeine Gesichtspunkte, Asepsis und Lokalanästhesie werden bei den einzelnen Techniken nicht erwähnt. Es sei auf die vorausgehenden Ausführungen sowie die Darstellung der Asepsis auf S. 27 verwiesen.

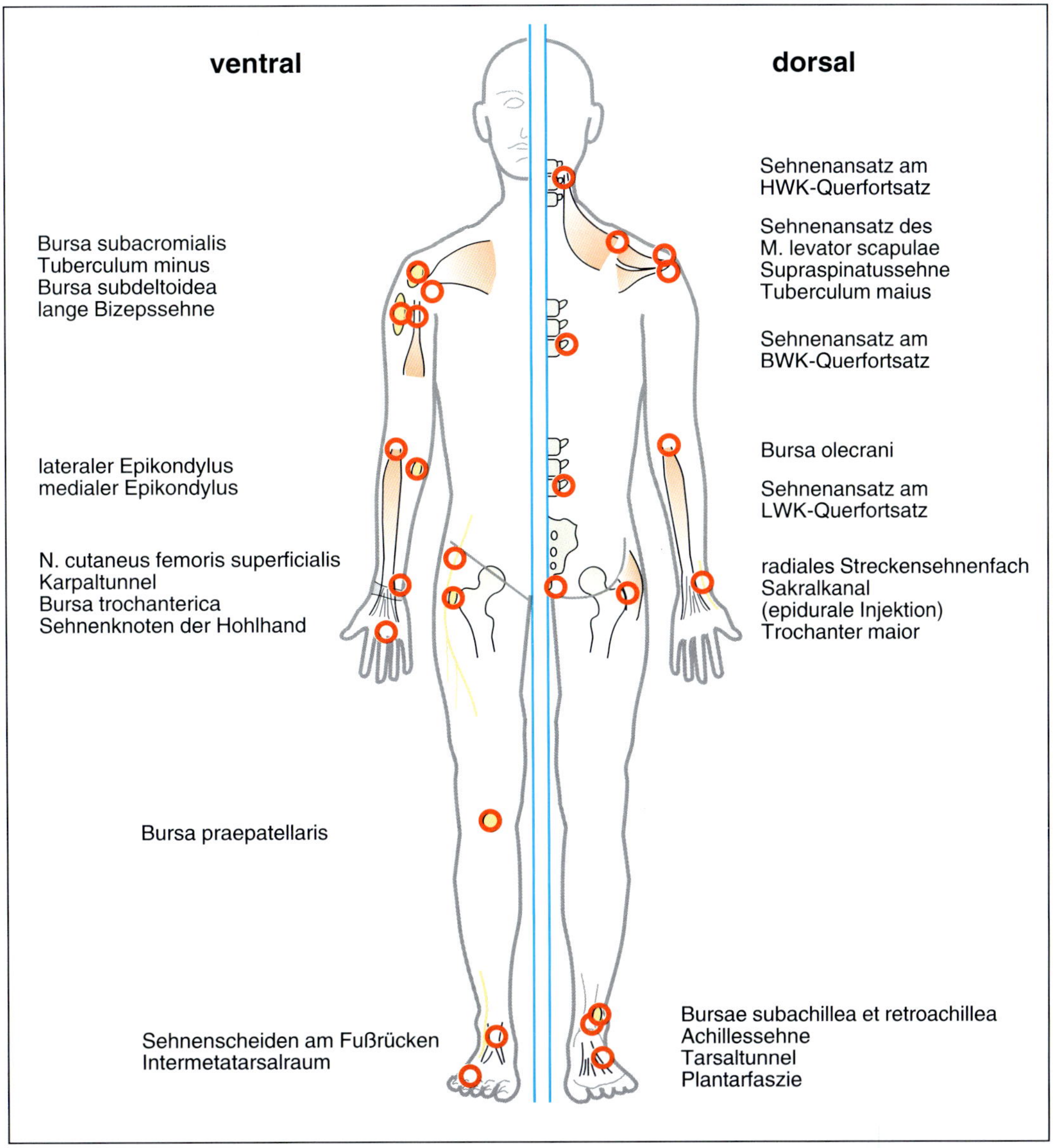

Periarthropathia humero-scapularis

Schmerzen im Schulterbereich gehören zu den häufigsten Klagen. Zunächst muß durch Anamnese, klinische Untersuchung und weitere Maßnahmen (Sonographie, Röntgen, Labor) geklärt werden, ob eine Gelenkerkrankung vorliegt; diese sind – insbesondere bei einseitigem Befall – relativ selten. Ausgeschlossen werden müssen auch Erkrankungen schulternaher Gelenke (Acromioclaviculargelenk, Sternoclaviculargelenk), Knochenkrankheiten (speziell Tumoren), aber auch ausstrahlende Schmerzen von Krankheiten der Wirbelsäule oder intrathorakaler Organe sowie das Algodystrophie-Syndrom. Werden beide Schultern betroffen, denke man an die Polymyalgia rheumatica und die beginnende Alters-cP.

Nach Ausschluß dieser Erkrankungen verbleibt die zahlenmäßig größte Gruppe: die sog. Periarthropathien. Dabei handelt es sich um Erkrankungen der Sehnen, der Gelenkkapseln, der Bursen und der Sehnenansatzstellen im Gelenkbereich. Auch diese müssen durch subtile Diagnostik unterschieden werden, wenngleich sie nicht selten kombiniert auftreten. Die wichtigsten Erkrankungen sind in den folgenden Abschnitten dargestellt.

Vor allen Punktionen bzw. Injektionen im Schulterbereich ist sonographische Untersuchung unerläßlich.

Schulterkapselschrumpfung

Nach Traumen, Ruhigstellung, bei Lähmungen, nach Thoraxkrankheiten, Herzinfarkt, aber auch in Zusammenhang mit Sehnenerkrankungen im Schulterbereich kann sich eine Schulterkapselschrumpfung entwickeln. Man spricht von Periarthropathia ankylosans, fibröser Schultersteife, capsulite rétractile oder frozen shoulder.

Die Schmerzhaftigkeit stört den Patienten weniger als die zunehmende Einschränkung der Schulterfunktion.

Bei der Untersuchung wird bei forcierter Bewegung starker Schmerz angegeben. Die Diagnose muß sonographisch gesichert werden.

Neben intensiver krankengymnastischer Behandlung kommen intraartikuläre Injektionen von Corticoiden in Frage (s. S. 48 f).

Sehnenerkrankungen im Schulterbereich

Betroffen sind in erster Linie diejenigen Sehnen, die Reibungsflächen an Knochen haben: die Sehnen des M. supraspinatus am Acromion und die lange Bizepssehne im Sulcus intertubercularis. Dabei sind Schmerzauslöser meist sekundär-entzündliche Veränderungen.

Beim **Supraspinatus-Syndrom** treten von der Schulter in den Arm ausstrahlende Schmerzen bei Elevation zwischen 80 und 120° (sog. schmerzhafter Bogen) auf. Objektiv findet sich ein umschriebener Druckschmerz an der Eintrittsstelle der Sehne unter das Acromium.

Beim **Syndrom der langen Bizepssehne** entsteht der Schmerz bei Beugung des Vorderarms und Supination sowie beim sog. Schürzengriff. Man findet einen Druckschmerz im Sehnenverlauf, speziell an der Knickstelle der Sehne am Humeruskopf.

Diese Sehnenerkrankungen können sich in 3 verschiedenen Ausbildungsgraden manifestieren:

Periarthropathia humero scapularis simplex, acuta und pseudoparetica.

Bei **PHS acuta** ist Ruhigstellung, Kryotherapie und nötigenfalls oraler Corticoidstoß indiziert.

Die auf einer Ruptur der Sehne beruhende **PHS pseudoparetica** wird überwiegend konservativ und heute nur noch selten operativ behandelt.

Die **PHS simplex,** die häufigste Form, spricht sehr gut auf Schonung, lokale Wärme und Corticoidinfiltrationen an.

Insertionstendopathien im Schulterbereich

Im Bereich der Schulter setzt eine Reihe von Sehnen an. Dort können sich, meist infolge einseitiger Überlastung, Insertionstendopathien entwickeln. Ursache für meist heftige, streng lokalisierte und durch eine spezielle Bewegung ausgelöste Schmerzen sind meist sekundär-entzündliche Reizzustände: Insertionstendinitiden.

Am häufigsten betroffen sind die Sehnenansätze des M. supraspinatus und des M. infraspinatus am Tuberculum majus und der Ansatz der Sehne des M. subscapularis am Tuberculum minus.

Injektion an die Supraspinatussehne

Kanüle: Nr. 14

Technik: Der Patient sitzt mit entblößtem Oberkörper auf dem Stuhl und läßt den Arm herunterhängen. Der Arzt sitzt oder steht neben ihm. Durch Palpation wird die schmerzhafte Stelle aufgesucht. Die Lokalanästhesie soll etwa 1 cm distal davon beginnen und flach und ohne Druck auf den schmerzhaften Punkt unterhalb des Acromion hingeführt werden. Der Patient gibt meist präzise an, ob man die schmerzhafte Stelle erreicht hat. Vor Injektion versichere man sich durch geringes Vor- und Zurückziehen der Kanüle, daß deren Spitze nicht in der Sehne liegt. Dann erfolgt die Injektion eines Corticoides.

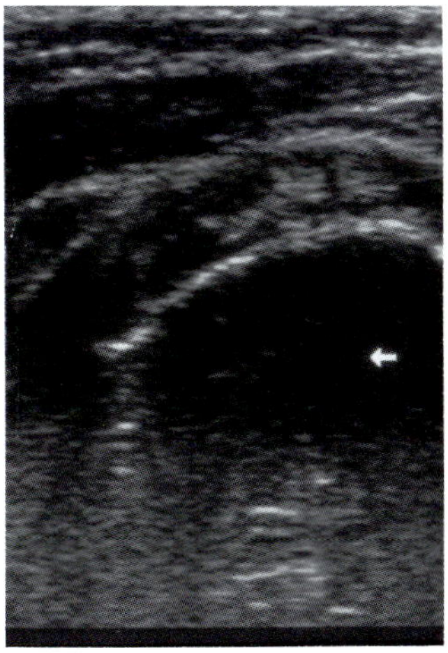

Laterale Schulterregion horizontal (Supraspinatus-Syndrom)

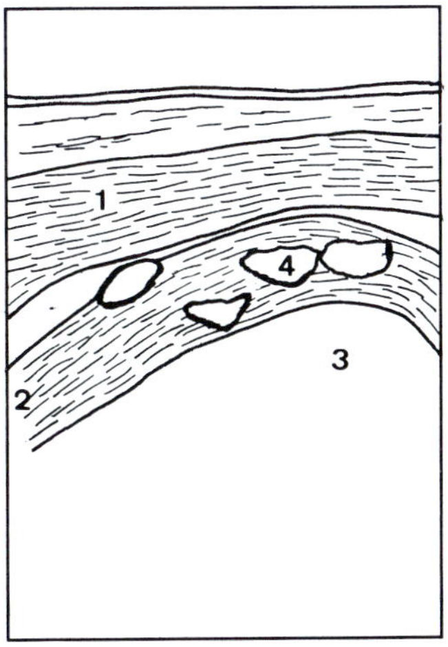

1 M. deltoideus
2 M. supraspinatus
3 Humeruskopf
4 Verkalkung im M. supraspinatus

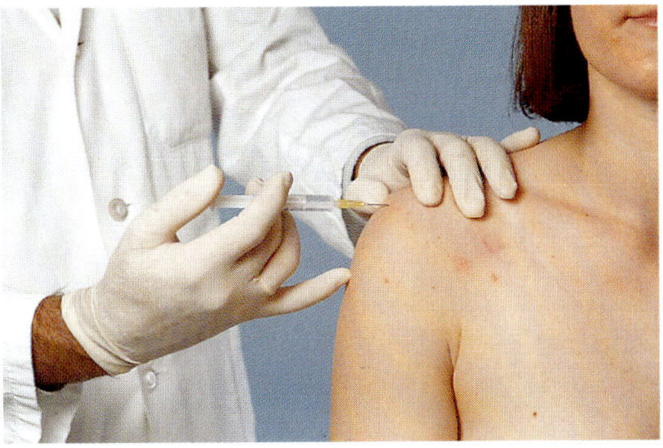

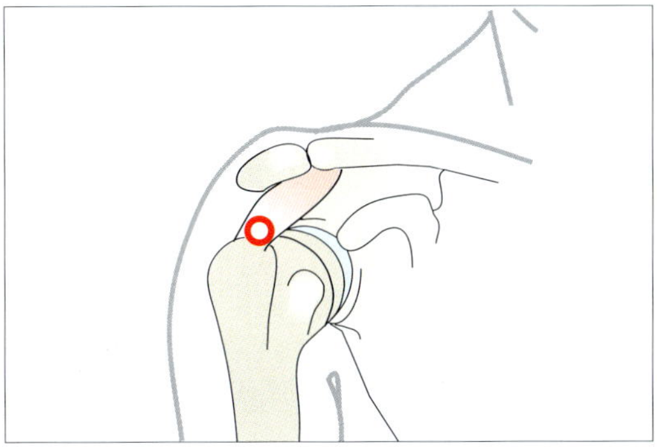

Infiltration des Tuberculum majus

Kanüle: Nr. 1

Technik: Der Patient sitzt auf dem Stuhl, läßt den Arm herunterhängen und rotiert ihn stark nach innen. Der Arzt sitzt oder steht dem Patienten gegenüber. Man palpiert das Tuberculum majus *lateral* neben dem Sulcus intertubercularis.

Zur Infiltration sticht man etwas distal davon ein und führt die Anästhesie vorsichtig auf die maximale Schmerzstelle zu. Ist diese erreicht, wird die Nadel ganz gering zurückgezogen, um nicht in die Sehne zu injizieren. Anschließend wird das Corticoid infiltriert.

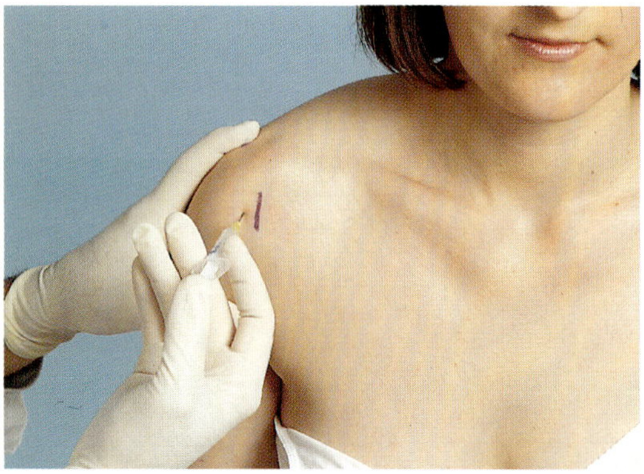

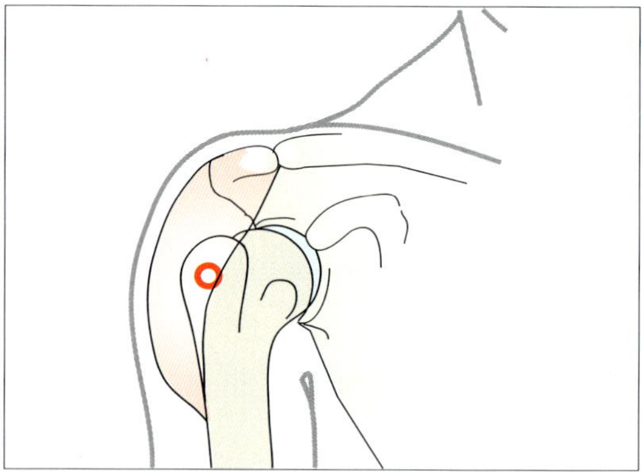

Infiltration des Tuberculum minus

Kanüle: Nr. 14

Technik: Der Patient sitzt mit entblößtem Oberkörper auf dem Stuhl und läßt den Arm in starker Außenrotation herunterhängen. Der Arzt sitzt oder steht vor dem Patienten und palpiert das nun nach vorne liegende Tuberculum minus *medial* des Sulcus intertubercularis.

Man sticht etwas distal des Höckers ein und führt die Anästhesie auf diesen zu. Ist die schmerzhafte Stelle erreicht, wird die Nadel minimal zurückgezogen (um eine intratendinöse Injektion zu vermeiden) und anschließend das Corticoid infiltriert.

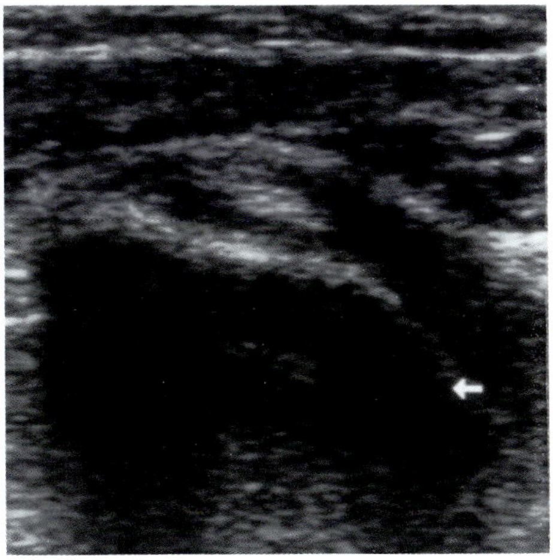

Ventraler Horizontalschnitt in maximaler Außenrotation (Subscapularis-Syndrom)

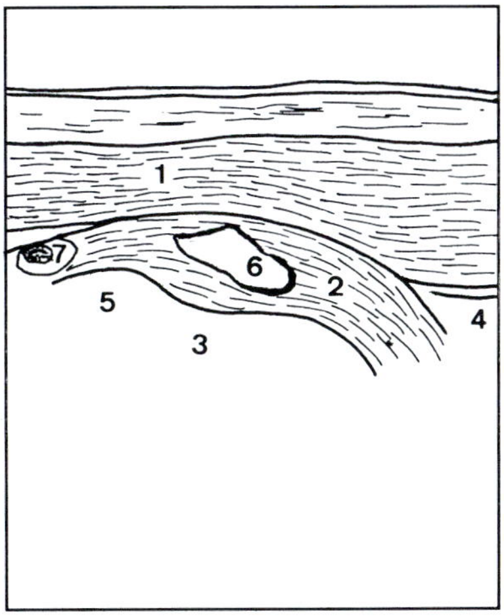

1 M. deltoideus
2 M. suprascapularis
3 Humeruskopf
4 Acromion
5 Tuberculum minus
6 Verkalkung im M. subscapularis
7 lange Bizepssehne (quer)

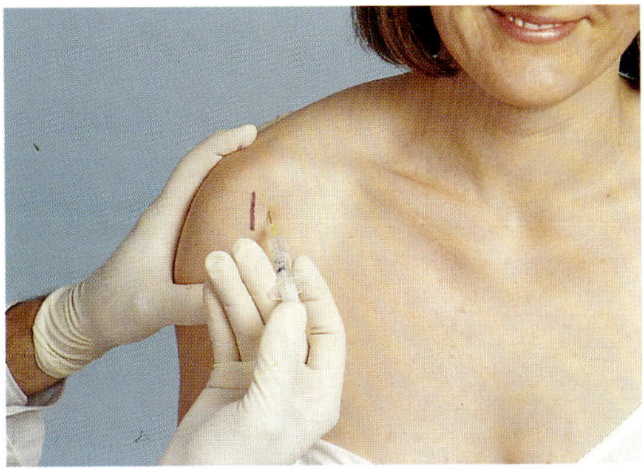

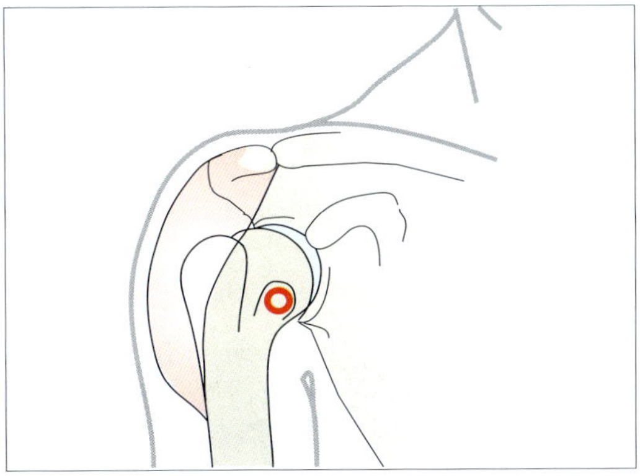

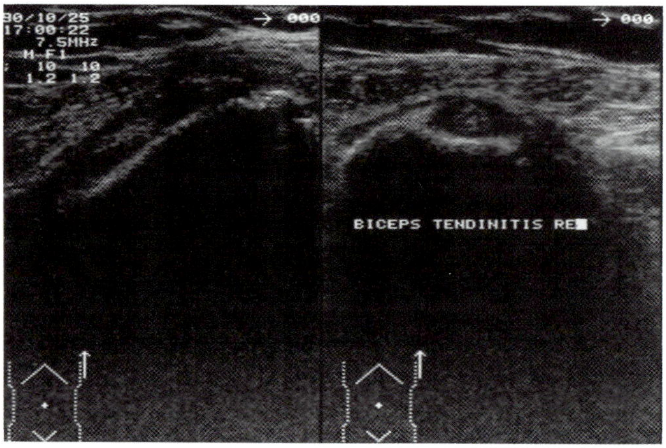

Bicepssehne längs und quer

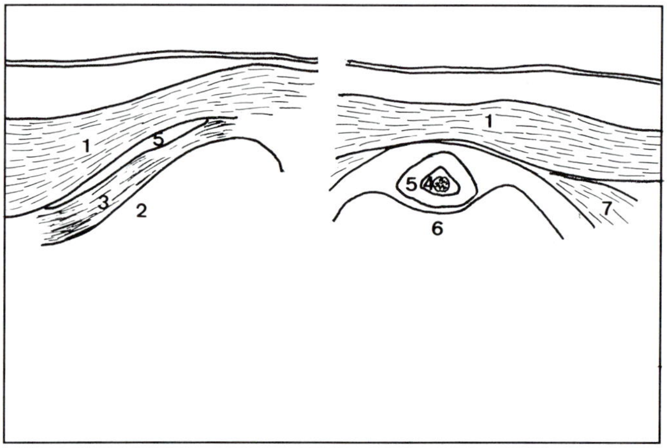

Injektion an die lange Bizepssehne

Kanüle: Nr. 16

Technik: Der Patient sitzt mit entblößtem Oberkörper und herabhängendem Arm auf dem Stuhl. Der Arzt sitzt oder steht ihm gegenüber.

Durch Palpation wird die am stärksten schmerzhafte Stelle eruiert; dorthin soll die Infiltration erfolgen.

Dazu sticht man etwas distal dieser Stelle ein und führt die Nadel möglichst flach auf die schmerzhafte Stelle zu. Das Vorschieben muß sehr vorsichtig und ohne Druck geschehen. Der Patient gibt meist genau an, wenn man die schmerzhafte Stelle erreicht hat.

Man versichert sich durch geringes Vor- und Zurückschieben der Nadel, daß die Nadelspitze nicht in der Sehne steckt. Dann erfolgt die Injektion des Corticoides.

1 M. deltoideus
2 Humeruskopf
3 lange Bizepssehne (längs)
4 lange Bizepssehne (quer)
5 Erguß
6 Humeruskopf
7 M. subscapularis

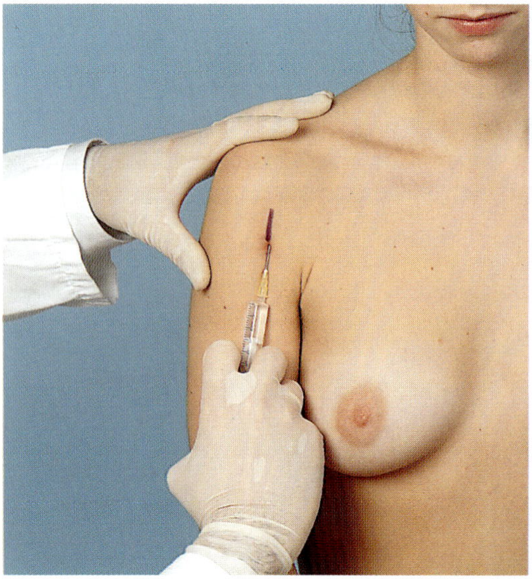

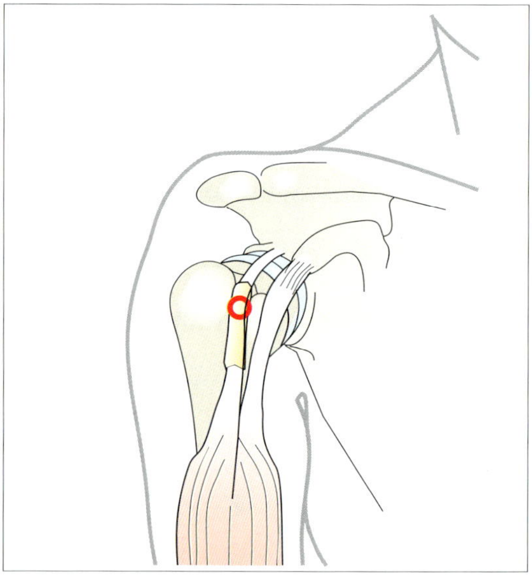

Levator-scapulae-Syndrom

Es handelt sich um eine häufige nicht-entzündliche Tendomyopathie. Der M. levator scapulae entspringt an den Querfortsätzen 1–4 der Halswirbelsäule und setzt am oberen Schulterblattwinkel an.

Verschiedene Ursachen können das Syndrom auslösen: Häufiges schweres Heben über die Schulter, Maschinenschreiben mit falscher Körper- und Armhaltung, sog. „Verliegen" im Schlaf, häufiges Anheben der Schulterblätter bei psychischem Streß, Teilaspekt des Fibromyalgie-Syndroms.

Klinik

Der Patient klagt über Schmerzen im Schulterbereich mit Ausstrahlung zum Nacken bis zum Hinterkopf.

Objektiv findet man eine schmerzhafte Verspannung in der oberen Hälfte des darüberliegenden M. trapezius. Der Schmerz kann durch Palpation der ganzen Muskelpartie provoziert und durch Rotation des Kopfes zur gleichen Seite und Anteflexion verstärkt werden.

Primäre Therapie bei akuten Fällen ist die Anwendung von Eis, bei schronischen Zuständen lokale Wärme und Massagen sowie evtl. vorsichtige Chirotherapie. Reichen diese Maßnahmen nicht aus, empfiehlt sich Infiltrationsbehandlung mit einem Lokalanästhetikum, evtl. kombiniert mit einem Corticoid.

Injektion an den Sehnenansatz des M. levator scapulae

Kanüle: Nr. 14 oder 16

Technik: Der Patient sitzt auf einem Stuhl und läßt die Arme locker hängen. Der Arzt steht hinter ihm.

Man sucht die Ansatzstelle am oberen Schulterblattwinkel auf, die meist mit dem stärksten Schmerzpunkt übereinstimmt. Die Kanüle wird auf diese Stelle hin eingestochen und das Lokalanästhetikum wird fächerförmig verteilt.

Wenn diese Injektion keine wesentliche Besserung bringt bzw. wenn Hinterkopfschmerzen bestehen, empfiehlt sich zusätzlich eine Infiltration am Muskelursprung an den Querfortsätzen der HWK 1–4. Die Technik ist beschrieben auf S. 111.

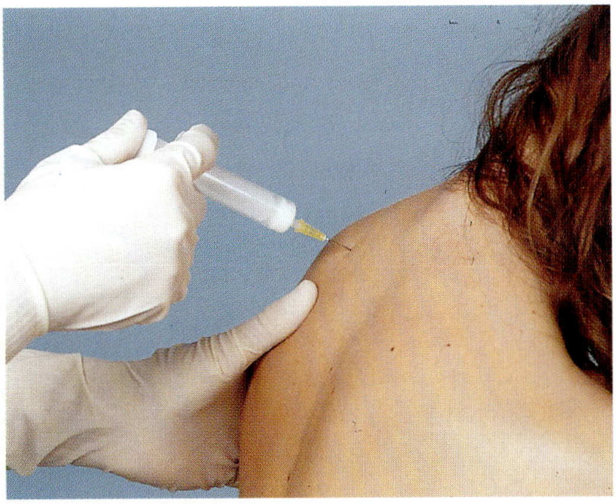

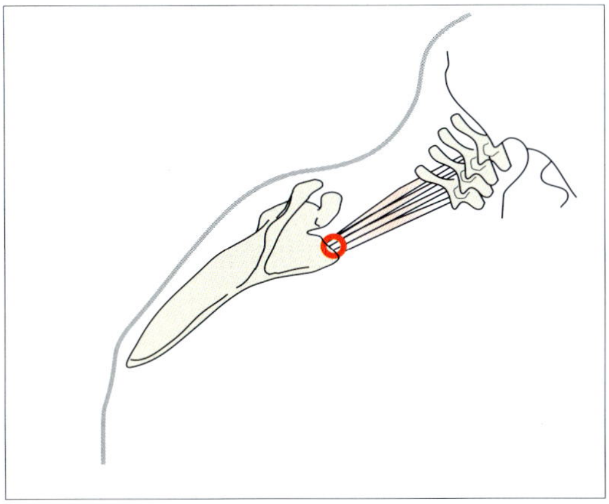

Bursitiden im Schulterbereich

Bursitiden treten häufig zusammen mit Sehnenerkrankungen auf, können aber auch im Zusammenhang mit einer entzündlichen Gelenkerkrankung sowie als Überlastungsfolge entstehen. Betroffen sind im Schulterbereich hauptsächlich die Bursa subacromialis und Bursa subdeltoidea. Die Diagnose kann nur durch Sonographie gesichert werden. Selbstverständlich muß vor einer Injektion eine bakterielle Infektion ausgeschlossen sein.

Injektion in die Bursa subacromialis

Kanüle: Nr. 1 oder 2 bzw. 0,9 × 70 mm (20 G × 2 3/4″)

Technik: Der Patient sitzt auf einem Stuhl und läßt den Arm herunterhängen. Der Arzt sitzt oder steht neben ihm und palpiert lateral das Acromium. An dessen unteren lateralen Rand wird eingestochen und die Kanüle bei fortlaufender Infiltration eines Lokalanästhetikums langsam waagerecht in Richtung Humeruskopf vorgeschoben. Die Burse wird in einer Tiefe von 2,5–3 cm erreicht. Liegt ein Erguß vor, wird dieser abpunktiert. Anschließend kann das Corticoid injiziert werden.

Ventraler Horizontalschnitt in Mittelstellung

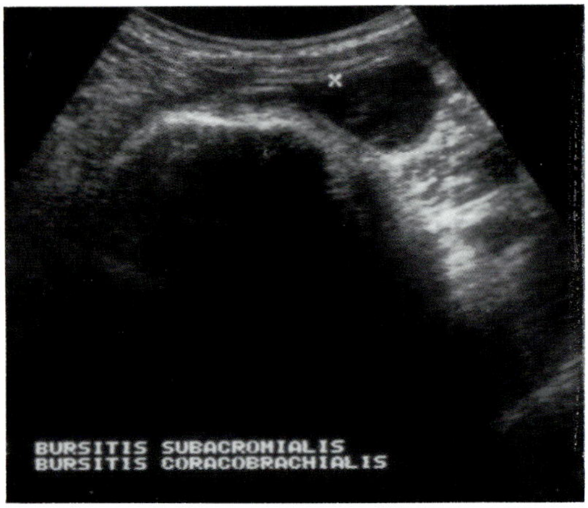

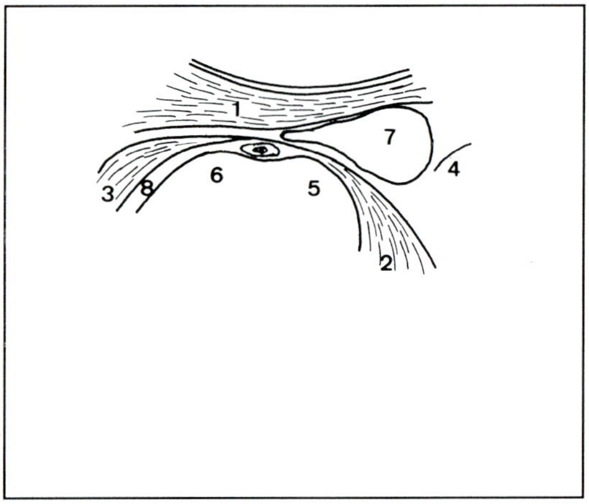

1 M. deltoideus
2 M. subscapularis
3 M. supraspinatus
4 Proc. coracoideus
5 Tuberculum minus
6 Tuberculum majus
7 Bursa subacromialis mit Erguß (oberhalb M. subscapularis)
8 geringer Schultergelenkserguß (unterhalb M. supraspinatus)

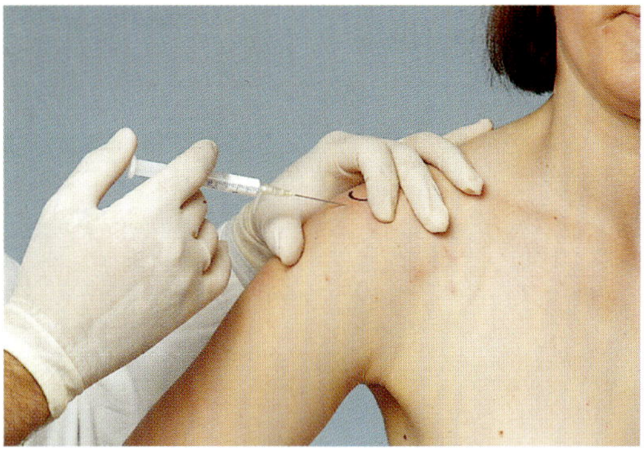

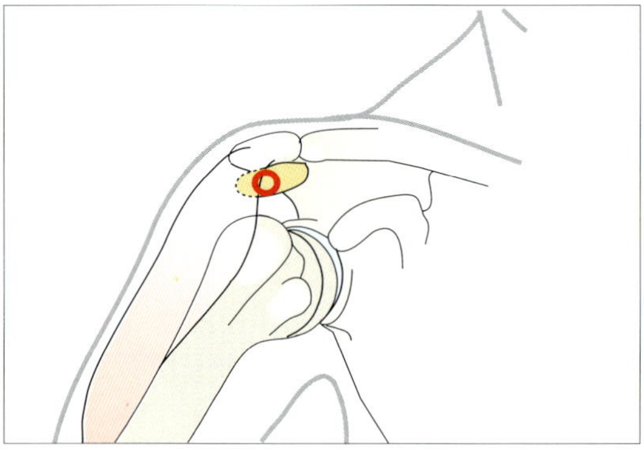

Injektion in die Bursa subdeltoidea

Die Burse liegt zwischen M. deltoideus und Humeruskopf und überlagert mehrere Sehnen. Sie ist häufig mit der Bursa subacromialis verbunden und steht bei Ruptur der Rotatorenmanschette auch mit der Gelenkhöhle in Kommunikation.

Die genauen Verhältnisse in diesem Bereich können nur durch sonographische Untersuchung geklärt werden. Die Stelle mit der größten Ergußausdehnung im Sonogramm soll markiert werden.

Kanüle: Nr. 14 oder 16

Technik: Der Patient sitzt auf einem Stuhl und läßt den Arm herunterhängen. Der Arzt steht oder sitzt neben ihm. An der durch Sonographie markierten Stelle wird durch den M. deltoideus unter Lokalanästhesie-Infiltration eingestochen, bis die Burse erreicht ist.

Laterale Schulterregion vertikal
(Bakterielle Bursitis)

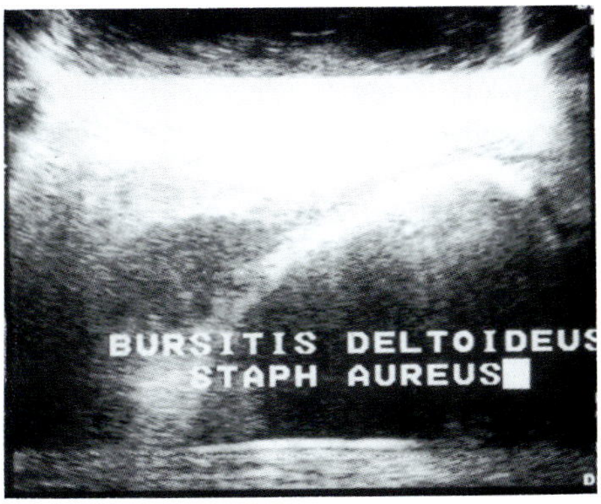

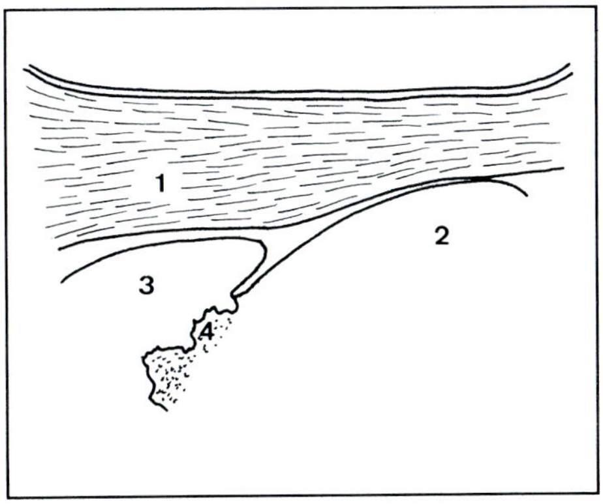

1 M. deltoideus
2 Humeruskopf
3 Bursitis-Erguß
4 Synovialproliferation

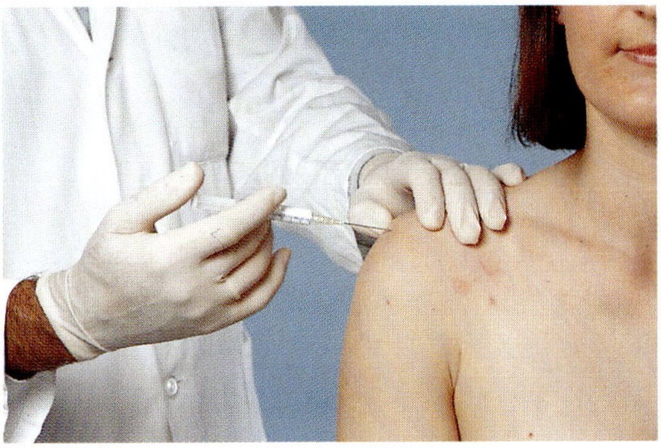

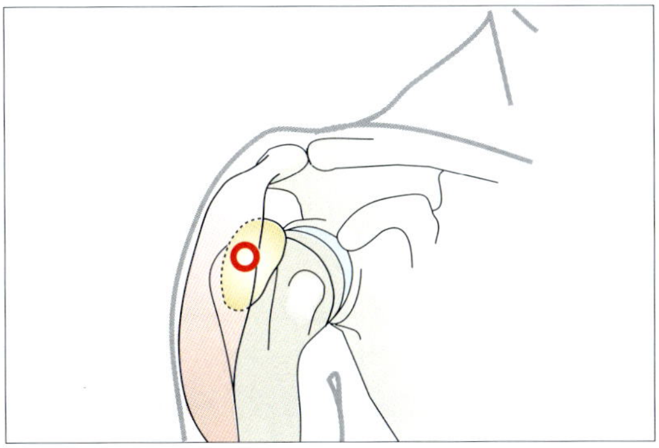

Epicondylopathien des Humerus

Zu den dankbarsten Indikationen für eine Infiltrationstherapie gehören die erhebliche Beschwerden und Behinderung hervorrufenden Reizzustände bei Epicondylopathien.

Die Epicondylitis humeri lateralis (radialis) wird auch als Tennisellenbogen bezeichnet und die seltenere Epicondylitis medialis (ulnaris) als Golferellenbogen. Die Erkrankungen kommen aber auch bei anderen Sportarten, bei einseitiger beruflicher Belastung sowie posttraumatisch vor.

Bei jeweils typischem Beschwerdebild findet man palpatorisch einen umschriebenen Druckschmerz an der entsprechenden Stelle.

Infiltration des lateralen Epikondylus

Kanüle: Nr. 14

Technik: Bei Epicondylitis lateralis wird der Arm des hinter dem Behandlungstisch sitzenden Patienten im Ellenbogen rechtwinklig gebeugt auf den Tisch gelagert.

Man sticht etwas distal der schmerzhaften Stelle ein und führt die Nadel langsam an den Schmerzpunkt heran. Dort wird das Injektionsgut fächerförmig verteilt (Abb. obere Bildreihe).

Infiltation des medialen Epikondylus

Kanüle: Nr. 14

Technik: Der Patient liegt auf dem Behandlungstisch, abduziert den Arm im Schultergelenk rechtwinklig und legt den Unterarm nach rückwärts mit dem Daumen auf den Tisch. Nur dann ist der freie Zugang zum Epicondylus medialis gesichert.

Man sticht etwas medial der Hauptschmerzstelle ein und führt die Kanüle auf die entsprechende Stelle zu; dort wird fächerförmig infiltriert (Abb. untere Bildreihe).

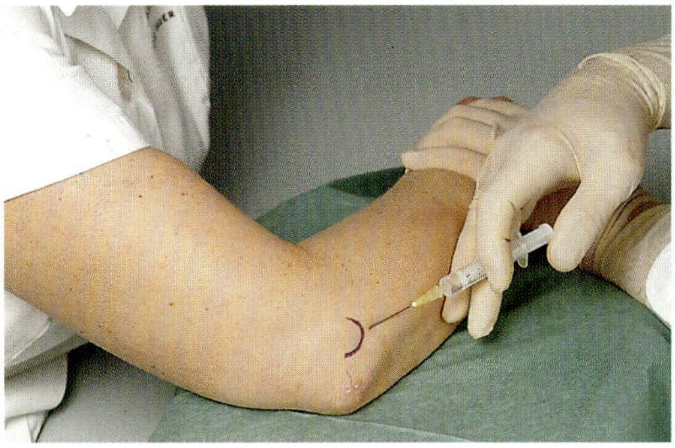

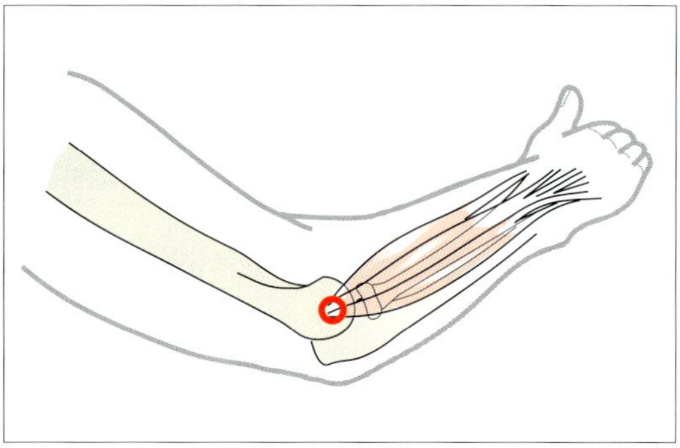

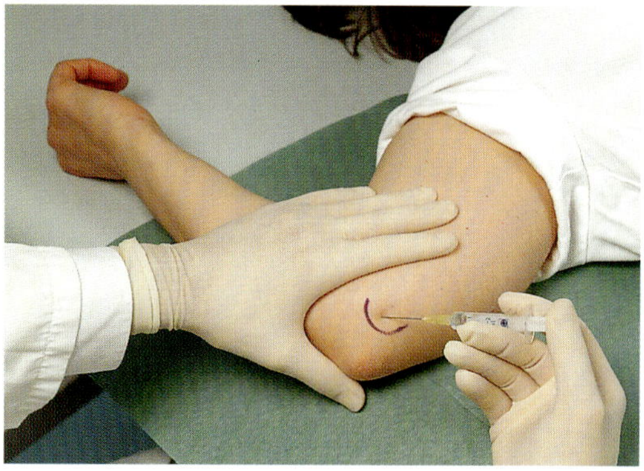

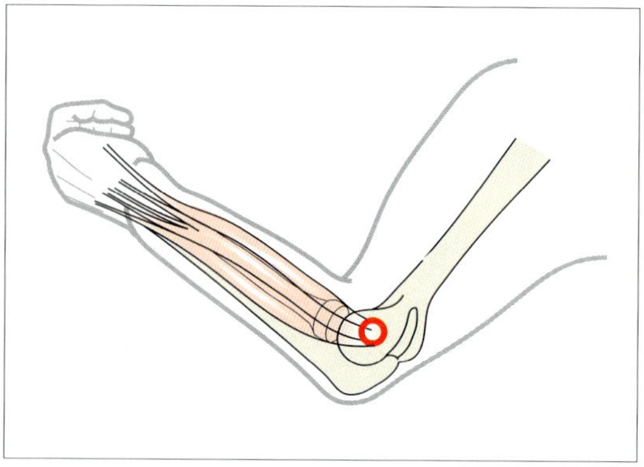

Bursitis olecrani

Eine Bursitis olecrani kommt sowohl bei chronischer Polyarthritis und Gicht als auch bei fortgesetzten Mikrotraumen sowie bei AIDS-Erkrankung und bei Sepsis vor. Nur wenn eine infektiöse Genese ausgeschlossen ist, kommt eine Corticoidinjektion in Frage.

Punktion der Bursa olecrani

Vor Punktion oder Injektion ist sonographische Untersuchung erforderlich.

Kanüle: Nr. 14

Technik: Der im Ellenbogen gebeugte Arm des neben dem Untersuchungstisch sitzenden Patienten wird so gelagert, daß der Ellenbogen frei zugänglich ist. Die Punktion wird an der Stelle der maximalen Vorwölbung bzw. der stärksten Fluktuation vorgenommen. Nach Entleerung kann ggf. eine Injektion erfolgen.

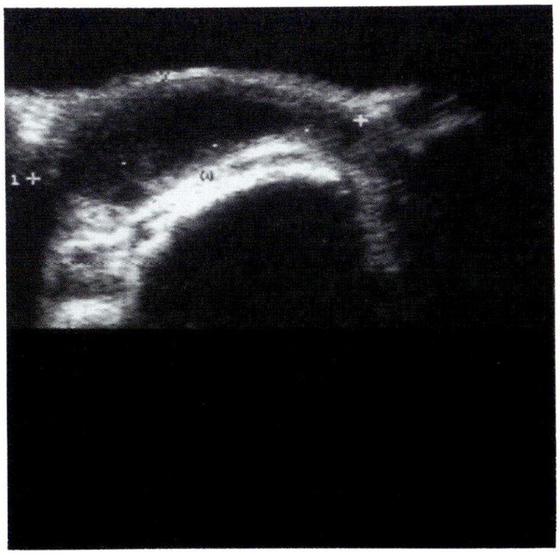

Dorsale Ellenbogengelenksregion vertikal

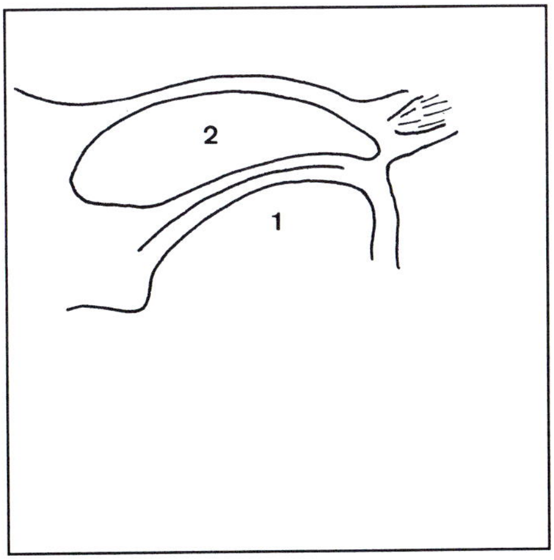

1 Olecranon
2 Erguß (Bursitis olecrani)

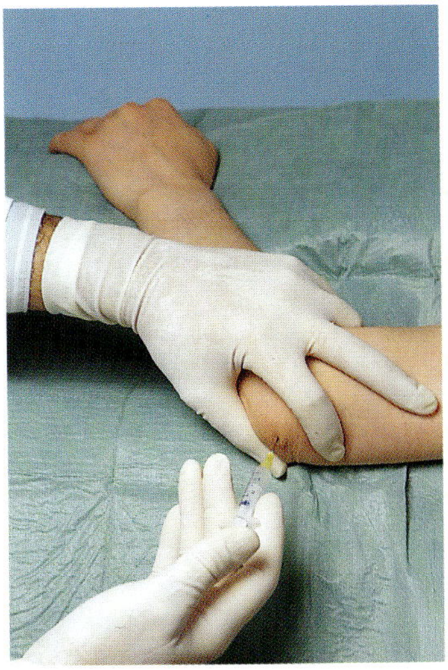

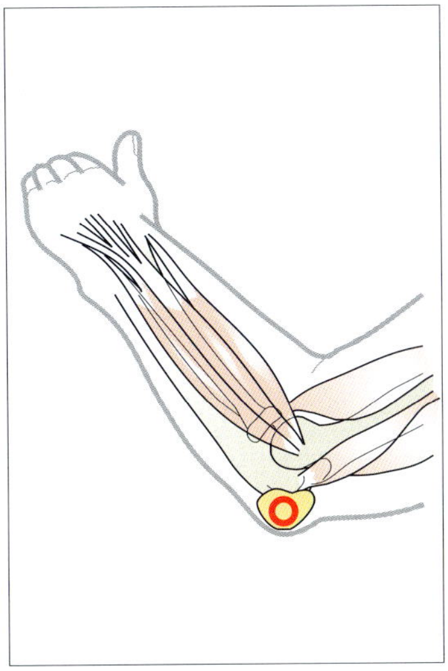

Karpaltunnel-Syndrom

Das Karpaltunnel-Syndrom beruht auf einer Druckschädigung des Nervus medianus im Karpaltunnel und bedarf sowohl der ätiologischen als auch der neurophysiologischen Abklärung.

Eine Corticoid-Infiltrationstherapie kommt ausschließlich bei entzündlich-rheumatischer Grundkrankheit (chronische Polyarthritis, seronegative Spondarthritis) in Frage, wenn diese zu einer Tenosynovitis der langen Beugesehnen geführt hat. Die Injektionsbehandlung ist aber nur sinnvoll, wenn noch keine fortgeschrittene Nervenschädigung eingetreten ist.

Injektion in den Karpaltunnel

Kanüle: Nr. 14

Technik: Der Patient sitzt dem Arzt gegenüber hinter dem Behandlungstisch; sein Unterarm wird so gelagert, daß die volare Seite des Handgelenkes frei zugänglich ist.

Vor Injektion ist eine ausgiebige Palpation nötig. Man sucht zunächst den proximalen Rand des Lig. carpi transversum und dann die gut palpablen Sehnen des M. flexor carpi radialis und des M. palmaris longus auf. Wegen des Risikos, durch die Injektion diese Sehnen oder den Nerven zu schädigen, empfiehlt es sich, die beiden Sehnen und das Lig. mit einem sterilen Stift anzuzeichnen.

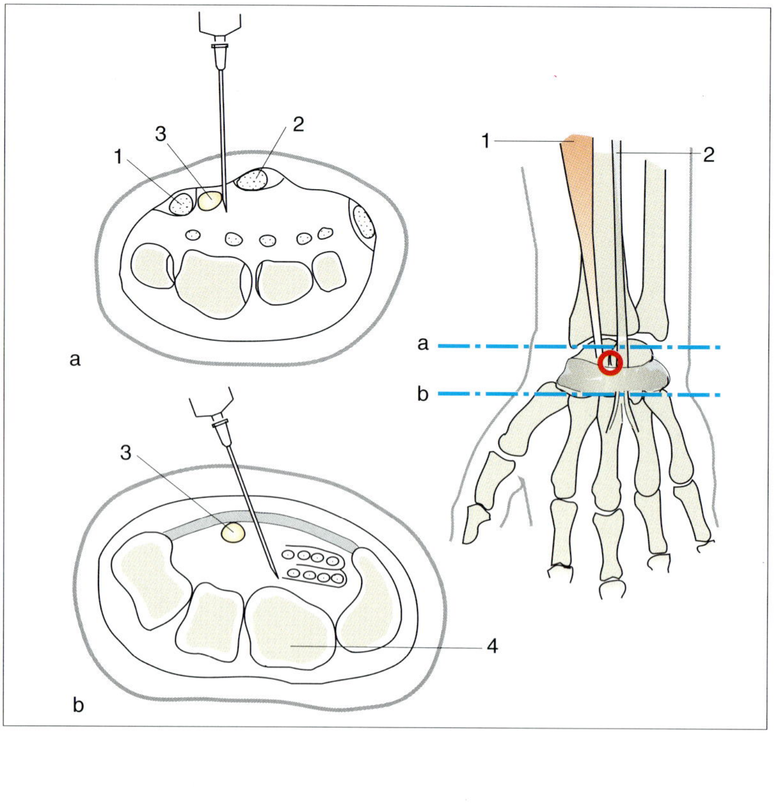

Querschnitt des Karpaltunnels
a in Höhe der Einstichstelle
b in Höhe der Injektionsstelle
1 Sehne des M. flexor carpi radialis
2 Sehne des M. palmaris longus
3 Nervus medianus
4 Os capitatum

Zur Injektion fixiert die linke Hand des Arztes die distale Handfläche des Patienten.

Die Einstichstelle liegt zwischen den beiden Sehnen, etwas proximal des Lig. carpi transversum, etwa in Höhe der beiden Procc. styloidei radii et ulnae.

Man geht zunächst steil nach distal unter das Lig. carpi transversum, senkt dann die Spritze und führt die Kanüle unter dem Ligament weiter nach distal mit leichter Abweichung nach ulnar: Der N. medianus liegt etwas mehr zur radialen Seite! Die Kanüle wird vorsichtig vorgeschoben bis zum Knochenkontakt am Os capitatum. Dort wird dann das wasserlösliche Corticoid infiltriert. Tritt während des Einstichs oder der Injektion Schmerz oder eine Empfindungsstörung auf, sollte die Injektion abgebrochen werden.

Prox. Handgelenk volodorsal

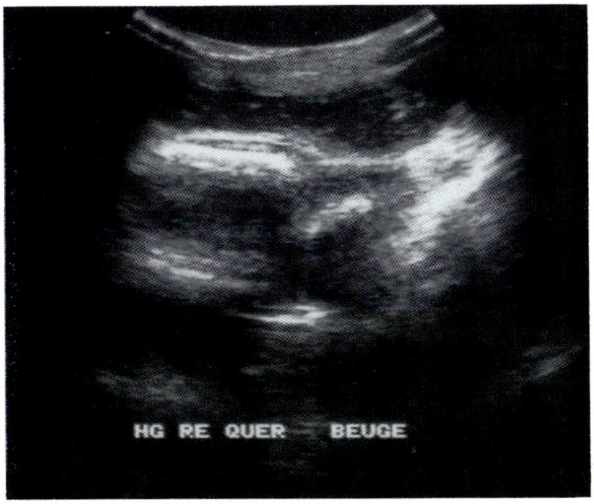

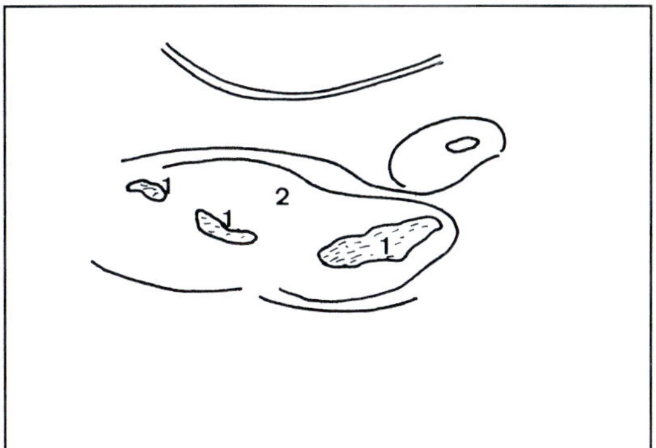

1 Sehnen
2 Tenosynovitis der Handbeugesehnen

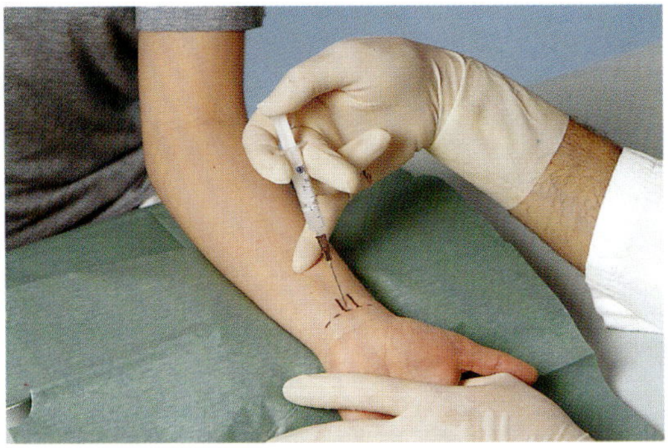

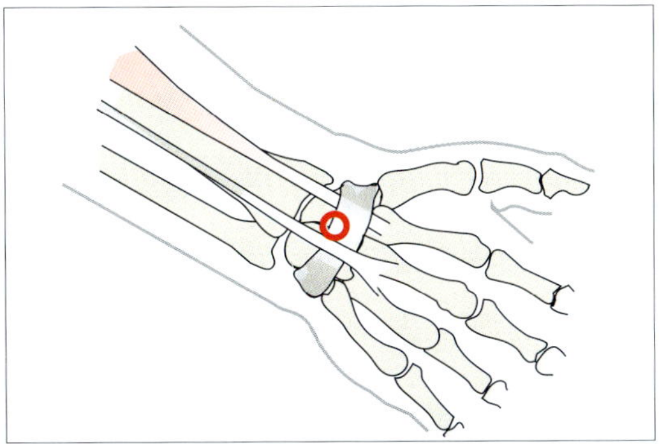

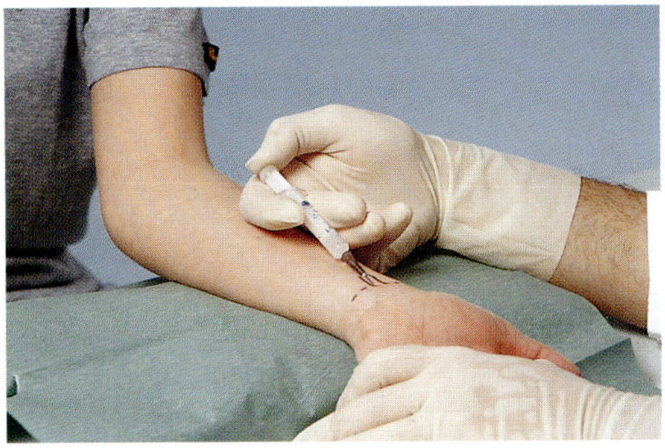

Tendovaginitis stenosans de Quervain

Es handelt sich um eine chronische Entzündung des meist gemeinsamen Sehnenfaches des M. abductor pollicis longus und M. extensor pollicis brevis unterhalb des Retinaculum extensorum in Höhe des Processus styloideus radii. Betroffen sind überwiegend Frauen. Die Patienten klagen über Schmerzen, die vom Daumen zum Unterarm ziehen und sich bei Daumenbeugung und -abduktion sowie Abduktion der Hand nach ulnar verstärken.

Objektiv findet man eine druckempfindliche Schwellung über dem Griffelfortsatz und kann bei Bewegung des Daumen Knirschen palpieren.

Wenn Ruhigstellung nicht zur Abheilung führt, empfiehlt sich eine Corticoidinjektion.

Injektion in das radiale Strecksehnenfach

Kanüle: Nr. 14 oder 16

Technik: Der Patient sitzt dem Arzt gegenüber. Dieser hält mit seiner linken Hand die betroffene Patientenhand in leichter Überstreckung, so daß die Tendovaginitis vorspringt. Man punktiert die Sehnen von distal an und injiziert ein wasserlösliches Corticoid in die Sehnenscheide in Höhe des Processus styloideus radii knapp distal vom Retinaculum extensorum.

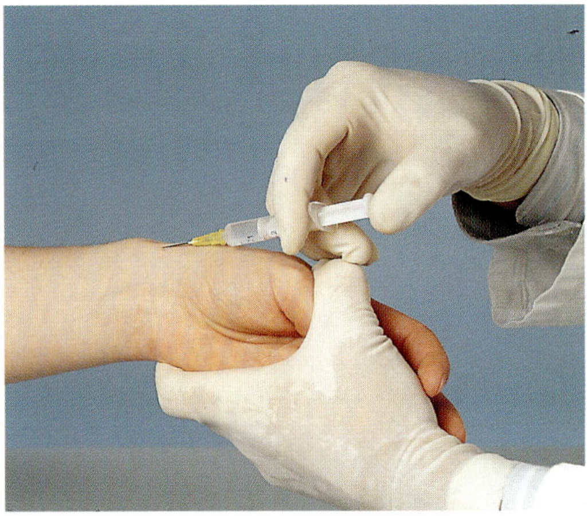

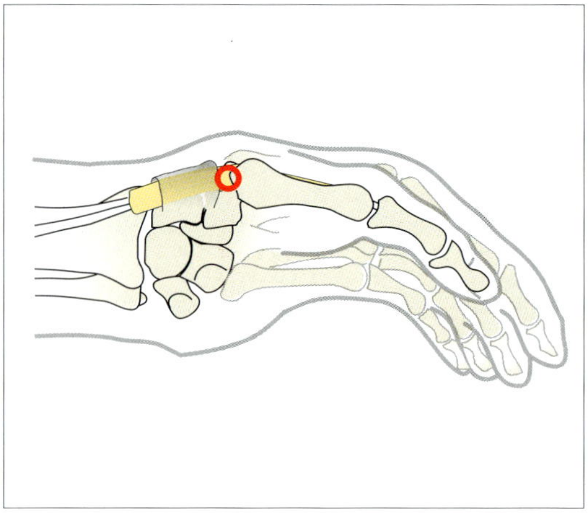

Sehnenknoten in der Hohlhand

Bei der chronischen Polyarthritis, aber auch bei älteren, sonst gesunden Menschen können Knoten in den Beugesehnen der Hand auftreten. Sie lösen meist keine Schmerzen aus, können aber die Funktion behindern, speziell das Syndrom des schnellenden Fingers auslösen: Durch Fingerbeugung wird das Knötchen aus der Scheide herausgezogen, wobei es sich nicht mehr spontan zurückziehen kann. Wenn der Patient den Finger mit der anderen Hand streckt, entsteht ein leichter Schmerz und ein Geräusch.

Da hier primär oder sekundär entzündliche Veränderungen vorliegen, bewährt sich die Corticoidinfiltration, die gegebenenfalls wiederholt werden muß. Bei fehlender Wirkung ist operative Behandlung zu empfehlen.

Injektion in Sehnenknoten der Hohlhand

Kanüle: Nr. 14

Technik: Der Patient sitzt hinter dem Behandlungstisch und der Arzt davor. Die Hand der Patienten wird über einen Sandsack auf dem Handrücken gelagert. Das Sehnenknötchen ist immer gut tastbar und bei überstreckter Hand oft auch sichtbar.

Zur Injektion empfiehlt es sich, daß die linke Arzthand die Fingerspitzen des Patienten nach unten drückt. Man muß versuchen, durch sehr flachen Einstich von distal in die Sehnenscheide hineinzukommen und die Nadel gegen das Sehnenknötchen vorzuschieben. Ein Anstechen der Sehne ist unbedingt zu vermeiden. Injektion nur, wenn die Nadelspitze nicht in der Sehne liegt. Das kann durch leichtgängiges millimeterweises Vor- und Zurückschieben der Kanüle gesichert werden.

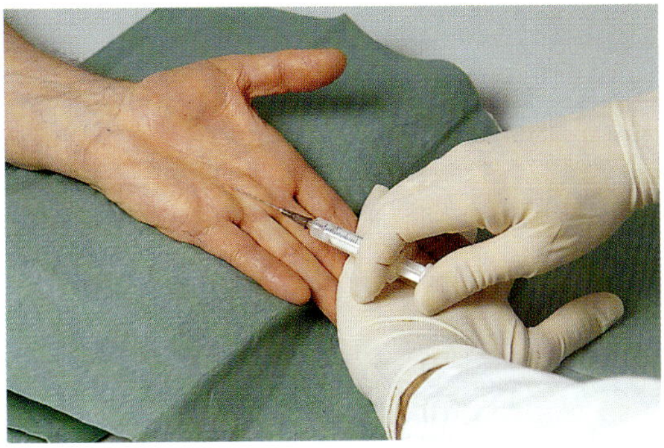

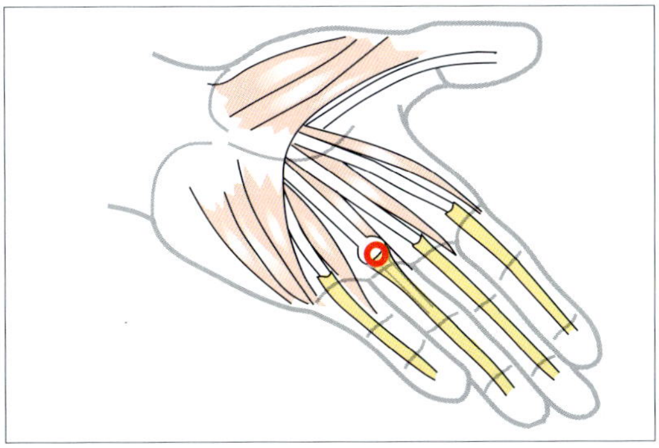

Meralgia paraesthetica

Dieses Syndrom wird ausgelöst durch eine Irritation des Nervus cutaneus femoris superficialis, der das Becken ganz lateral durch das Leistenband verläßt und dort eine Knickung von fast 90° macht. Vielfältige Ursachen können diesen Nerven irritieren, was zu stechenden oder bohrenden Schmerzen im vorderen oberen Oberschenkel und zu einer Empfindungsstörung im Ausbreitungsgebiet dieses Nerven führt. Die Verdachtsdiagnose wird bestätigt, wenn der Schmerz durch Fingerdruck auf die Durchtrittsstelle ausgelöst werden kann.

Infiltration des N. cutaneus femoris superficialis

Kanüle: Nr. 12 oder 14

Technik: Der Patient liegt auf dem Rücken. Vor Infiltration zeichne man sich mit dem sterilen Stift das Leistenband an und suche den Schmerzpunkt auf. Er liegt etwa 1,5–2,5 cm medial der Crista iliaca anterior superior. Beachte: Nervus, Arteria und Vena femoralis liegen erheblich weiter medial. Man sticht etwas unterhalb des Leistenbandes ein, führt die Nadel mit dem Lokalanästhetikum vorsichtig etwas in die Tiefe und setzt dort ein Depot. Sollte die Wirkung nur kurz anhalten, kann man eine Cortisoninfiltration vornehmen.

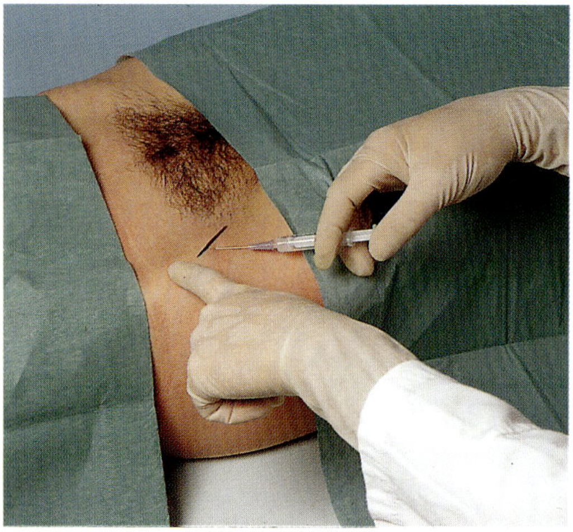

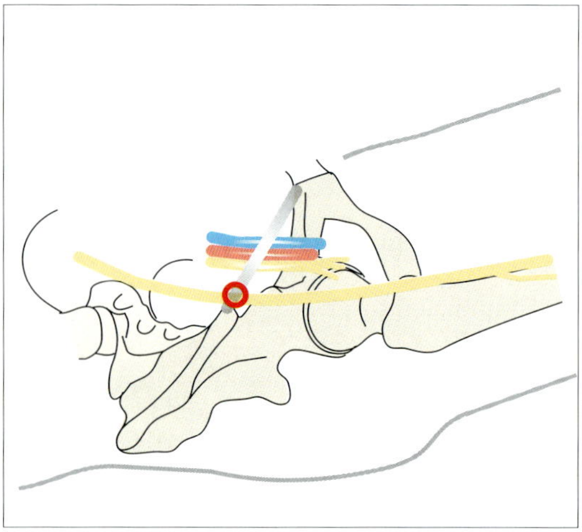

Periarthropathia coxae

Dieses Syndrom entspricht einer Insertionstendopathie der Glutealmuskeln sowie des M. tensor faciae latae am Trochanter major, teilweise mit Beteiligung der Bursa trochanterica.

Die Patienten haben Schmerzen im Bereich des Trochanter major mit Ausstrahlung zur Außenseite des Oberschenkels und Funktionsbehinderung. Die Symptomatik kann ohne Zusammenhang mit einer anderen Krankheit, aber auch sekundär bei Hüft- und Lendenwirbelsäulenschädigungen vorkommen, so daß in jedem Falle eine eingehende Abklärung erforderlich ist. Auch wenn keine primär-entzündliche Erkrankung vorliegt, hat sich die Infiltration eines Corticoides bewährt.

Infiltration des Trochanter major

Kanüle: Nr. 1 bzw. 0,9 × 70 mm (20 G × 2 3/4″)

Technik: Der Patient liegt mit der gesunden Seite auf dem Behandlungstisch. Durch tiefe Palpation wird der Schmerzpunkt aufgesucht; er liegt meist kranial der Bursa trochanterica.

Man sticht auf den in der Tiefe liegenden Schmerzpunkt ein und infiltriert den oberen Teil des Trochanter major ausgiebig mit Lokalanästhetikum. Die Schmerzbeseitigung beweist, daß die richtige Stelle gefunden wurde; dort kann dann ein Corticoid nachgespritzt werden.

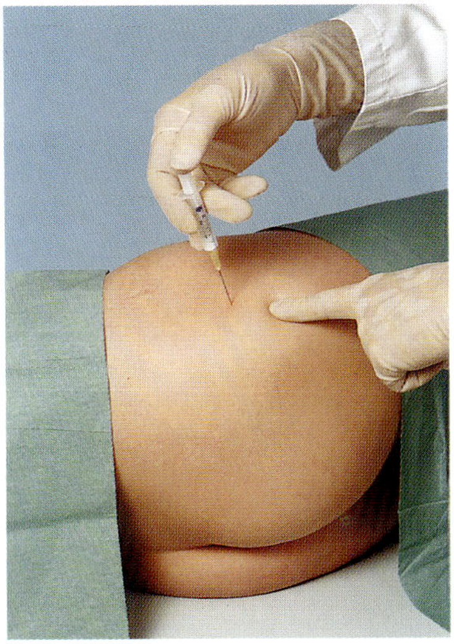

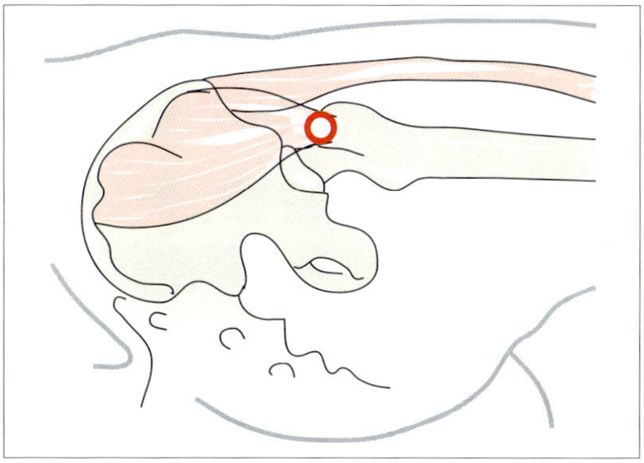

Bursitis trochanterica

Die Bursitis trochanterica löst Schmerzen beim Gehen und durch Druck (Liegen auf dieser Seite) aus. Sie wird nicht selten als Hüftgelenkserkrankung verkannt. Die Diagnose ergibt sich durch umschriebene Schmerzhaftigkeit bei tiefer Palpation und bei sonographischer Untersuchung. Liegt ein Erguß in der Burse, sollte dieser zur Untersuchung abpunktiert werden. Eine Corticoidinjektion darf selbstverständlich nur vorgenommen werden, wenn eine bakterielle Infektion ausgeschlossen ist.

Injektion der Bursa trochanterica

Vor Punktion oder Injektion ist sonographische Untersuchung erforderlich.

Kanüle: Nr. 1

Technik: Der Patient liegt auf der gesunden Seite. Die Punktion erfolgt an der Stelle der stärksten Vorwölbung senkrecht nach unten. Hat man bereits Knochenkontakt am Trochanter erreicht, empfiehlt es sich, die Kanüle um 0,5 cm zurückzuziehen. Dann erfolgt Injektion.

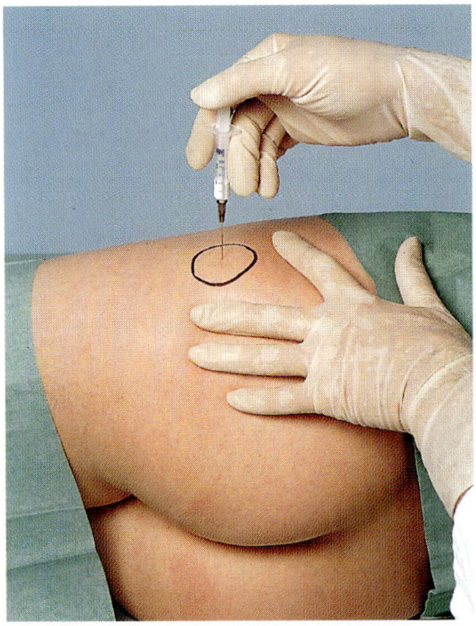

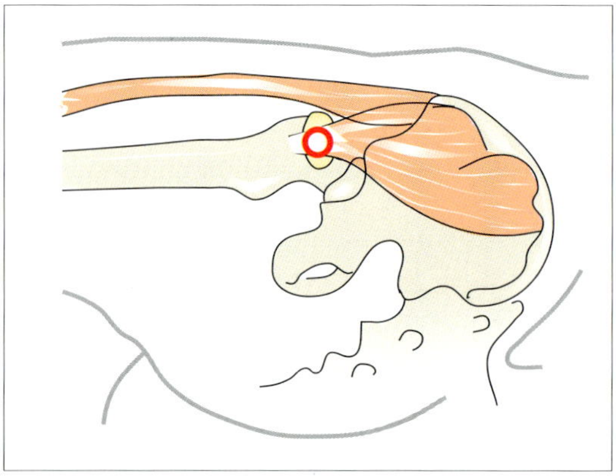

Bursitis praepatellaris

Die Bursa praepatellaris entzündet sich am häufigsten bei chronischer Druckbelastung, z. B. bei Arbeiten im Knien; dabei kann sieauch bakteriell infiziert sein. Seltener ist sie bei entzündlich-rheumatischen Krankheiten, chronischer Polyarthritis und seronegativer Spondarthritiden sowie bei der Gicht befallen.

Da die Bursa praepatellaris sehr oberflächlich liegt, entwickelt sich eine deutlich sicht- und tastbare Schwellung, oft auch mit starker entzündlicher Reaktion.

Die Diagnose wird durch Inspektion und Palpation gestellt und kann durch Sonographie gesichert werden.

Eine Punktion führt zu Entlastung, ermöglicht eine ätiologische Abklärung (wie bei Gelenkergüssen) und bietet die Möglichkeit einer Corticoidinjektion, sofern eine bakterielle Infektion sicher ausgeschlossen ist.

Punktion der Bursa praepatellaris

Vor Punktion ist sonographische Untersuchung erforderlich.

Kanüle: Nr. 1

Technik: Der Patient liegt in Rückenlage auf dem Untersuchungstisch. Der Arzt sitzt neben dem Patienten und sticht die Kanüle unmittelbar senkrecht auf die Stelle der stärksten Vorwölbung ein. Dort erfolgt ggf. die Injektion.

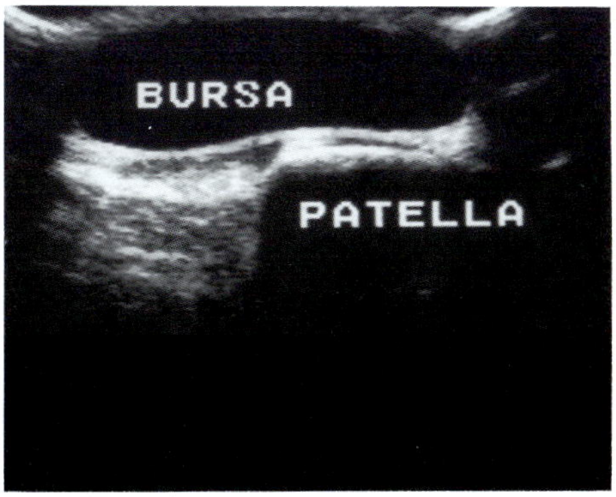

Knie ventral, suprapatellar längs

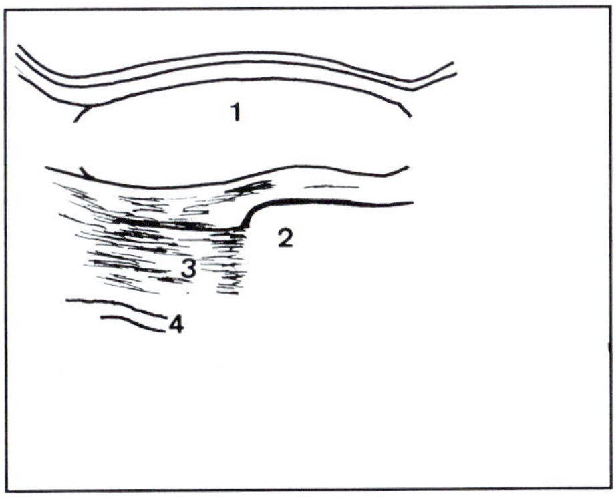

1 Bursa
2 Patella
3 M. quadriceps femoris/Sehne
4 suprapatellarer Recessus

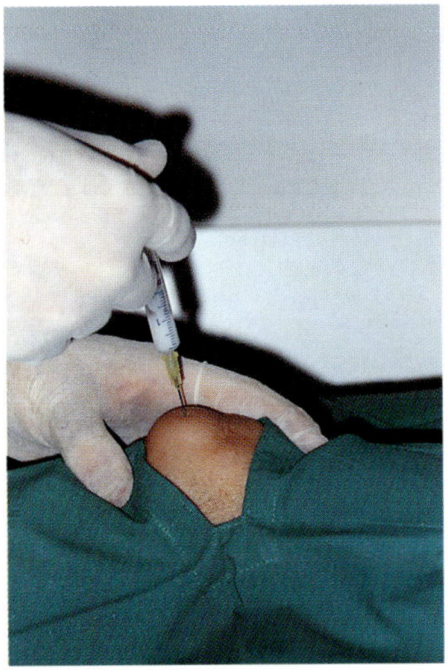

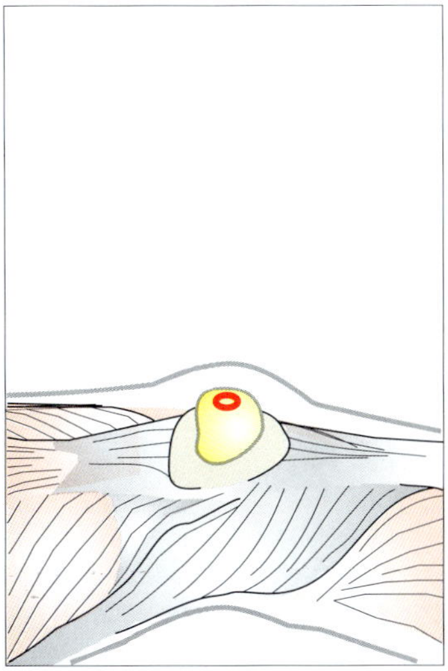

Tarsaltunnel-Syndrom

Das Syndrom beruht auf einer Kompression des N. tibialis oder eines seiner Plantaräste zwischen dem medialen Malleolus und dem Fersenbein unter dem Retinaculum Mm. flexorum. In diesem Tunnel verlaufen auch die Sehnen der Flexorengruppe des Fußes.

Die Symptomatik ist gekennzeichnet durch Schmerzen und Parästhesien in der Fußsohle, die nach distal oder proximal ausstrahlen und sich beim Gehen verstärken.

Die Diagnose muß durch elektrophysiologische Untersuchung gesichert werden.

Ursache ist meist eine Tenosynovitis.

Wenn die systemische Therapie der Grundkrankheit nicht ausreicht, bewährt sich eine Infiltration mit Lokalanästhetikum und/oder einem Corticoid.

Infiltration des Tarsaltunnels

Kanüle: Nr. 14

Technik: Der Patient liegt seitlich auf dem Behandlungstisch. Das betroffene Bein wird auf die fibulare Seite gelegt und im Knöchelbereich mit einem Sandsack unterlegt. Durch Palpation wird die schmerzhafte Stelle und außerdem die Arteria tibialis posterior aufgesucht.

Die Einstichstelle liegt in der Mitte zwischen dem dorsalen Malleolusrand und der Achillessehne. Die Nadel wird vorsichtig (Cave: Sehnen und Gefäße!) leicht nach innen und unten vorgeschoben. Injektion erst nach Aspiration.

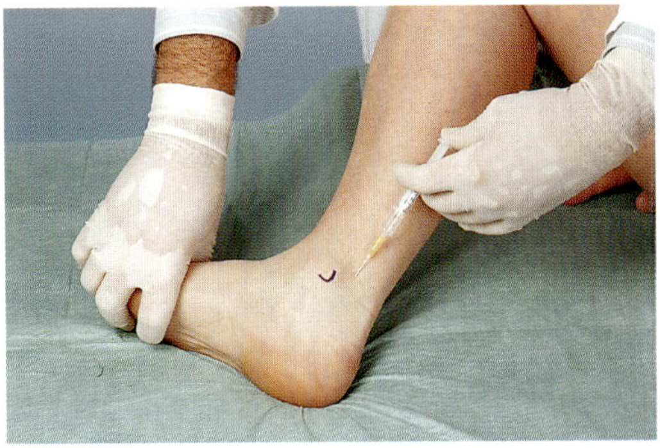

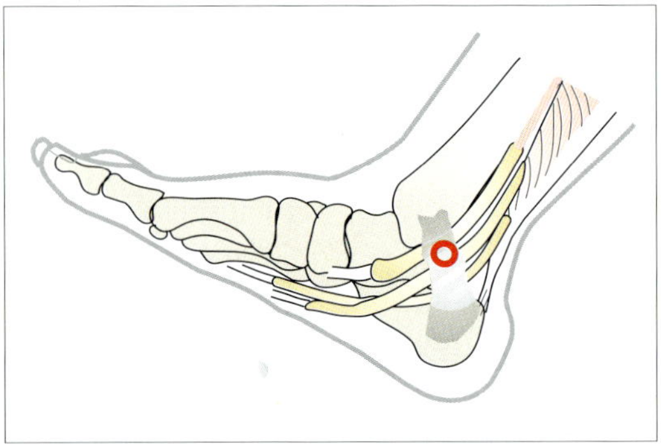

Tendovaginitis am Fußrücken

Bei chronischer Polyarthritis entwickeln sich häufig Tendovaginitiden, nicht nur am Hand-, sondern auch am Fußrücken. Auch Traumen können eine Sehnenscheidenentzündung auslösen.

Besteht ein Erguß, versuche man diesen zu entleeren. Das gelingt allerdings häufig nicht, weil die Ergüsse sehr viskös sind.

Eine Corticoidinjektion ist nur dann begründet, wenn die Beschwerden erheblich sind oder die Funktion behindert ist.

Injektion der Sehnenscheiden am Fußrücken

Kanüle: Nr. 14 oder 16

Technik: Der Patient liegt in Rückenlage auf dem Behandlungstisch, der Arzt sitzt daneben. Die Haut über der Tendovaginitis wird durch den gespreizten Daumen und Zeigefinger der linken Arzthand fixiert.

Der Einstich erfolgt auf die Sehnenscheide zu von proximal nach distal. Durch flaches Vorschieben der Nadel versucht man in die Sehnenscheide einzudringen, ohne die Sehne selbst zu durchstechen.

Die Injektion erfolgt nur, wenn die Nadelspitze sicher nicht in der Sehne liegt.

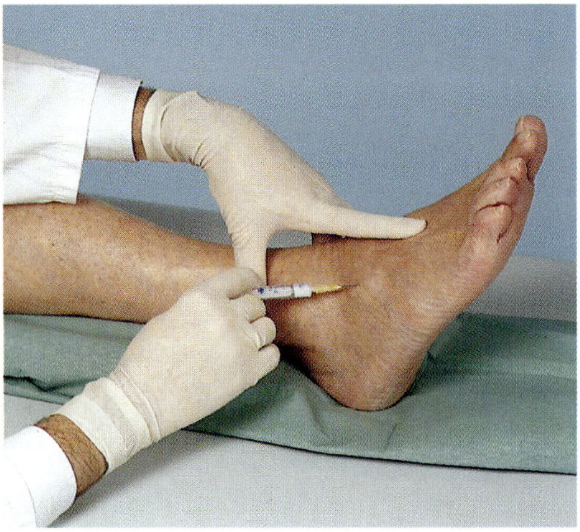

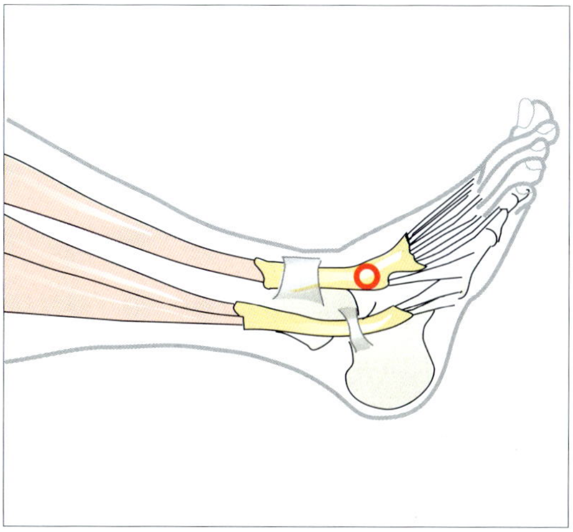

Metatarsaltunnel-Syndrom

Bei dem auch als Morton-Syndrom bezeichneten Krankheitsbild klagen die Patienten über meist heftige, oft anfallsweise auftretende Schmerzen an der Fußsohle mit Ausstrahlung bis zu den Zehen. Ursache ist eine Kompression der Nn. digitales plantares proprii in der Engstelle, die durch die Metatarsalköpfchen, das Lig. intermetatarsale und die Palmaraponeurose gebildet wird.

Ursache ist meist ein Spreizfuß. Auch Mikrotraumen können die Symptomatik auslösen; eine rheumatische Bursitis ist dagegen eher selten. Betroffen sind bevorzugt der 2., 3. oder 4. Metatarsalraum.

Der Schmerz läßt sich durch seitliche Kompression der Metatarsalköpfchen auslösen und die genaue Lokalisation durch Druck auf die einzelnen Köpfchen von plantar her erkennen.

Neben der kausalen Therapie (Spreizfußeinlagen und ähnliches) bewährt sich die Infiltration mit einem Lokalanästhetikum. Liegt eine entzündliche Krankheit vor, wird ein Corticoid infiltriert. Bei Therapieresistenz bleibt nur operatives Vorgehen.

Infiltration in den Intermetatarsalraum

Kanüle: Nr. 14

Technik: Der Fuß des auf dem Behandlungstisch liegenden Patienten wird aufgestellt, und die Injektion geschieht in den betreffenden Intermetatarsalraum senkrecht von oben.

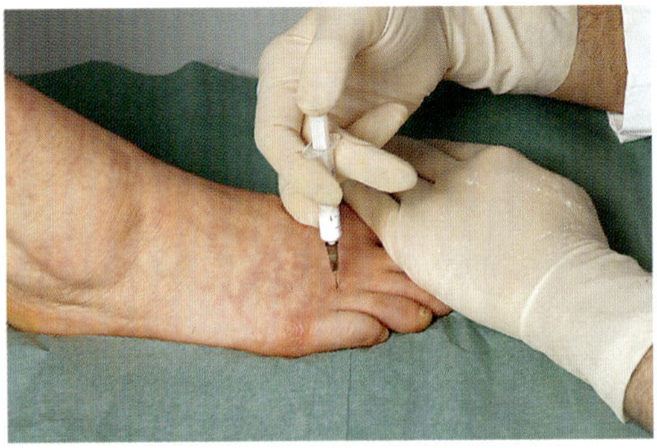

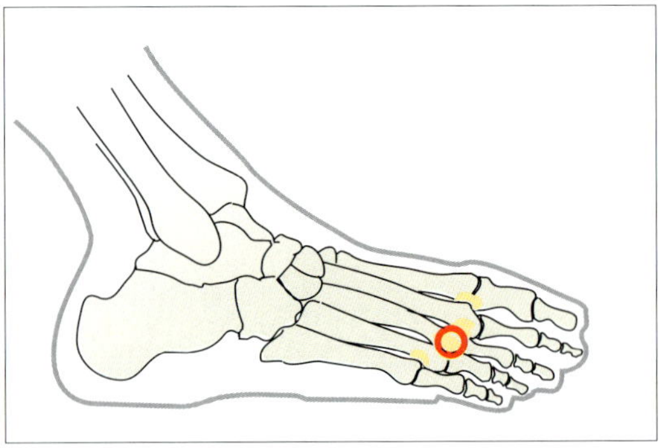

Plantare Enthesitis mit und ohne Fersensporn

Reizzustände an der Ansatzstelle der Plantarfaszie am Calcaneus führen dazu, daß der Patient mit dem Absatz nicht mehr auftreten kann und das Gefühl hat, er trete auf einen Nagel.

Objektiv findet man bei Palpation eine isolierte Druckempfindlichkeit am Ansatz der Plantarsehne.

Ursache sind auch hier seronegative Spondarthritiden und Gicht sowie makro- sowie mikrotraumatische Schädigungen.

Infiltration der Plantarfaszie am Kalkaneus

Kanüle: Nr. 1

Technik: Der Patient nimmt zunächst ein Fußbad zur Reinigung und Erweichung der Hornschichten. Dann legt er sich bäuchlings auf den Behandlungstisch, so daß die Füße einen rechten Winkel zum Unterschenkel bilden. Die linke Arzthand fixiert den Fuß.

Die Einstichstelle liegt im Calcaneus-nahen Drittel der Fußsohle. Wegen der Verhornung gestaltet sich die Injektion oft schwierig. Man zielt auf die Sehnenansatzstelle und infiltriert dort mit Lokalanästhetikum und Corticoid.

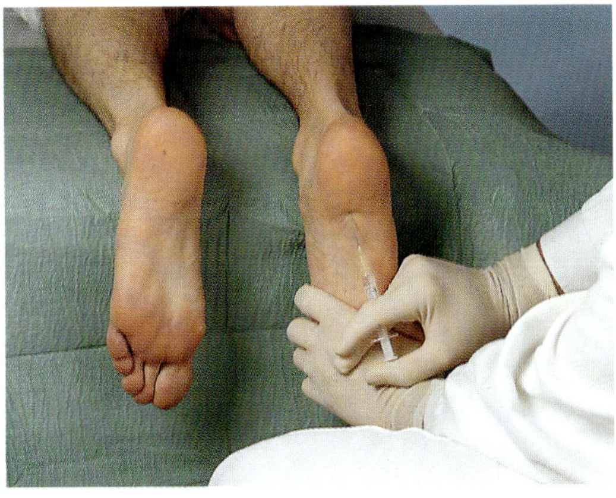

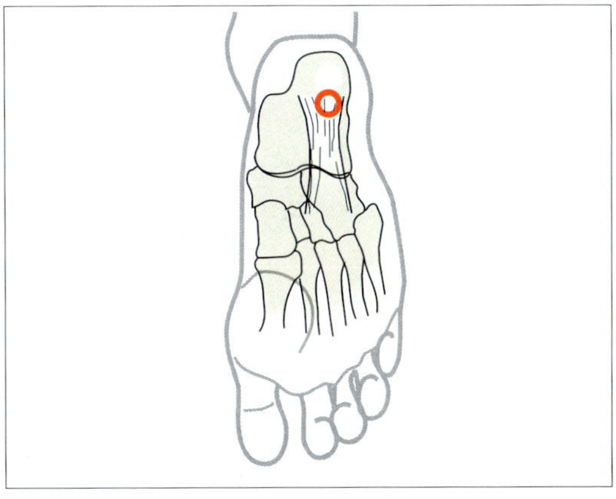

Peritendinitis achillea

Schmerzen im Bereich der Achillessehne sind sehr häufig bei seronegativen Spondarthritiden und bei der Gicht, kommen aber auch durch Fehlbelastung (besonders beim Sport) und durch Druck schlecht sitzender Schuhe zustande. Wenn die Behandlung der Grundkrankheit bzw. Ruhigstellung nicht ausreichen, bewährt sich die lokale Corticoidinfiltration.

Infiltration des peritendinösen Gewebes der Achillessehne

Kanüle: Nr. 14 oder 16

Technik: Der Patient führt zuerst ein Seifenfußbad zur Reinigung sowie zur Erweichung der Hornschicht durch. Dann legt er sich bäuchlings auf den Behandlungstisch, so daß der Fuß am Tischende einen rechten Winkel bildet. Die linke Arzthand fixiert den Fuß.

Es empfieht sich, medial oder lateral der Achillessehne sehr flach einzustechen und die Nadel vorsichtig entlang der Sehne nach proximal vorzuschieben. Die Injektion darf nur erfolgen, wenn sich der Spritzenstempel ganz leicht herunterdrükken läßt, so daß keine Gefahr einer intratendinösen Injektion besteht. Lokalanästhetikum oder Corticoid sollten über einen längeren Verlauf der Achillessehne infiltriert werden.

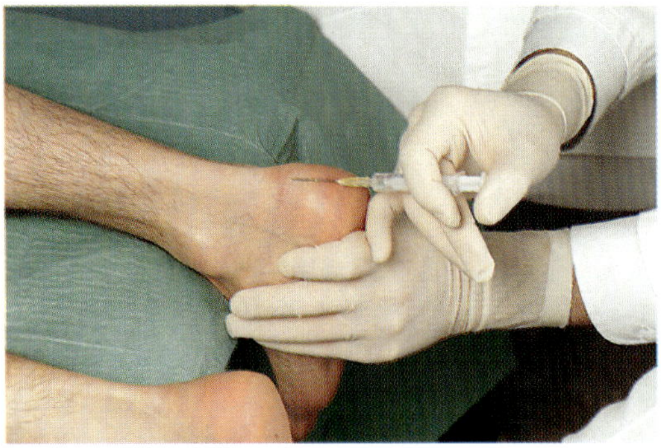

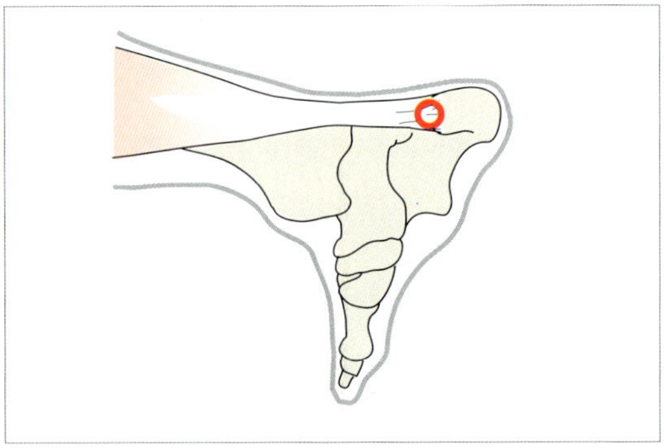

Bursitiden im Achillessehnenbereich

Im Bereich der Achillessehne gibt es mehrere Bursen; betroffen von Entzündungen (Achillobursitis) sind häufig die Bursa subachillea (Bursa subtendinea m. tricipitis surae) und die Bursa subcutanea (= retroachillea).

Schmerzhafte und entzündliche Reaktionen in der *Bursa subachillea* haben die gleichen Ursachen wie die Peritendinitis achillea und sind häufig mit dieser kombiniert. Es gibt aber auch bakteriell infizierte Bursen, weshalb vor einer Injektion eine bakterielle Genese ausgeschlossen sein muß.

Die *Bursa subcutanea (retroachillea)* ist selten durch Systemkrankheiten betroffen, am häufigsten durch schlecht sitzendes Schuhwerk besonders bei Frauen; deshalb tritt sie meist auch doppelseitig auf. Die Schwellung ist meist leicht zu sehen. Eine Injektionsbehandlung ist nur in schweren Fällen indiziert.

Der Nachweis der Bursitis geschieht mittels Sonographie.

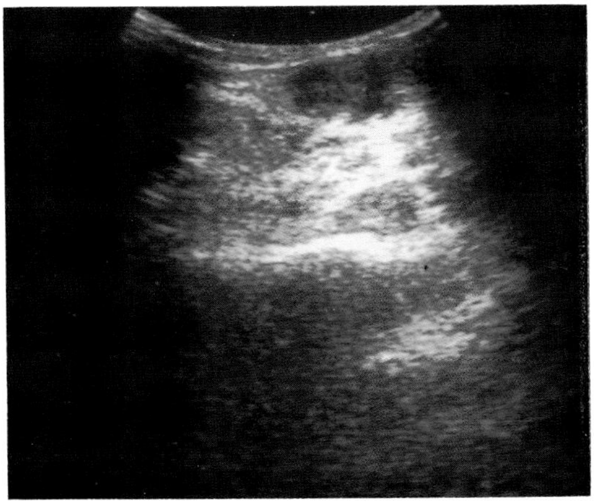

Achillessehne von dorsal horizontal

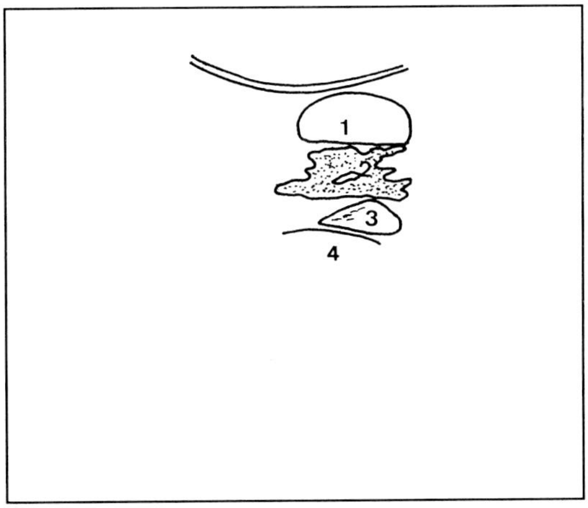

1 Bursitis subcutanea
2 entzündliche Achillessehne (quer)
3 Bursa subachillea
4 Tibia quer

Punktion der Bursa subachillea

Vor Punktion ist sonographische Untersuchung erforderlich.

Kanüle: Nr. 14

Technik: Der Patient liegt auf der gesunden Seite und streckt das gesunde Bein. Das Bein, an dem injiziert werden soll, wird im Knie abgewinkelt auf das gesunde Bein gelagert.

Da die Bursa subachillea ventral der Sehne liegt, muß der Einstich seitlich der Sehne erfolgen, und man muß versuchen, unter die Sehne zu kommen, ohne diese anzustechen (siehe Abb. unten). Dies ist nur gesichert, wenn sich die Kanüle ohne Druck vorschieben läßt. Da die Punktion bei entzündlichem Gewebe schmerzhaft ist, verwende man reichlich Lokalanästhetikum.

Ist die Burse erreicht und ein evtl. Erguß abgezogen, erfolgt die Injektion.

Punktion der Bursa retroachillea (subcutanea)

Kanüle: Nr. 14

Vorbereitung und Lagerung wie bei Peritendinitis achillea. Man sticht die Kanüle kaudal der Schwellung ein und führt sie über der Sehne (ebenfalls wieder ohne diese anzustechen) in die Burse hinein. Dann erfolgt die Injektion.

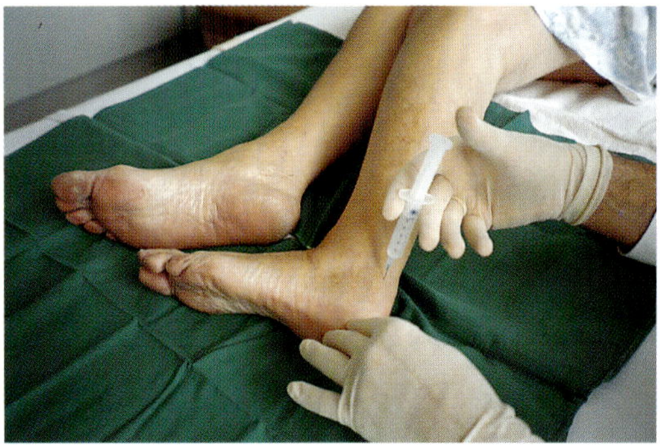

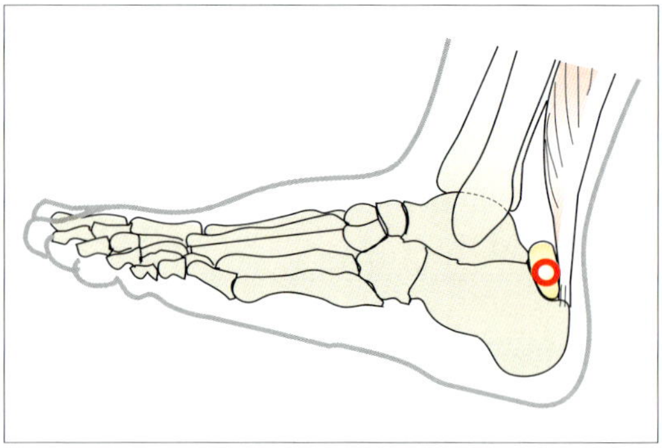

Insertionstendinosen an den Querfortsätzen der Wirbelkörper

Die an den Querfortsätzen ansetzenden Sehnen können bei chronischer Überlastung Reizzustände entwickeln. Die Folge sind durch spezielle Bewegungen provozierte lokalisierte Schmerzen. Betroffen sein können:

- Im HWS-Bereich: M. levator scapulae (s. S. 91)
- Im ganzen Wirbelsäulenbereich:
  Mm. intertransversarii
  Mm. multifidi
  Teile des M. longissimus dorsi
- Im LWS-Bereich: M. quadratus lumborum
  M. psoas major

Die Diagnose kann nur durch Palpation sowie mittels Funktionsuntersuchung mit aktiver und passiver Bewegung gegen Widerstand, die jeweils einen isolierten Schmerz auslöst, gestellt werden.

Injektion in die Sehnenansätze an den Wirbelkörper-Querfortsätzen

Kanüle: Nr. 14 oder 16, bei adipösen Patienten 21 G 8 –9 cm oder 25 G 10 cm

Technik: Der Patient liegt bäuchlings auf dem Untersuchungstisch. Die Injektion geschieht ohne Durchleuchtung und orientiert sich ausschließlich am Tastbefund.

Der Einstich erfolgt in gleicher Höhe wie bei der Injektion in Facettengelenke (s. S. 76 f.), jedoch etwa 1 cm weiter lateral, senkrecht zum Querfortsatz. Hat man Knochenkontakt am Querfortsatz gefunden, wird fächerförmig infiltriert. Verwendung findet überwiegend eine Kombination von Lokalanästhetikum und Corticoid.

Epidurale Injektion bei Lumbalgien und Lumbischialgien

Die epidurale Injektion ist eine vor Jahrzehnten viel geübte, dann in Vergessenheit geratene, heute wieder angewandte therapeutische Maßnahme bei Lumbalgien und Lumbischialgien, die auf die übliche konservative Therapie nicht reagieren. Viele Erfahrungsberichte zeigen, daß ein Akuterfolg in etwa ²/₃ und ein länger dauerndes günstiges Ergebnis in ¹/₄ der Fälle zu erwarten ist.

Medikamente

Injiziert werden kann entweder ein Lokalanästhetikum oder ein Corticoid. Von den Lokalanästhetika werden größere Volumina, z. B. etwa 10 ml der 1%igen Mepivacain-Lösung injiziert. Dabei ist selbstverständlich besonders darauf zu achten, daß das Mittel nicht in den Lumbalsack gerät. Viele Ärzte gehen so vor, daß sie zunächst eine Infiltration mit einem Lokalanästhetikum vornehmen und, wenn die Wirkung nicht lange anhält, ein Corticoid infiltrieren.

Corticoide sind grundsätzlich dann indiziert, wenn es sich um einen sekundär-entzündlichen Schwellungszustand handelt, wie es bei Bandscheibenvorfällen häufig der Fall ist. Verwendet werden hier Kristallsuspensionen, bevorzugt Triamcinolonhexazetonid in einer Dosierung von 20 mg.

Eine Mischung von Corticoid-Kristallsuspension mit Lokalanästhetikum sollte man nicht vornehmen, weil dadurch die Kinetik verändert wird, so daß der Effekt geringer ist (s. S. 39). Gleichzeitig muß mit verstärkter systemischer Wirkung gerechnet werden. *Kay* et al. injizierten 3 mal im Abstand von 1 Woche je 80 mg Triamicinolonazetat verdünnt mit 7 ml 1% Lidocain und fanden eine massive und langanhaltende Blockade des adrenalen Regelkreises.

Eine Wiederholungsinjektion sollte deshalb erst nach 4 Wochen erwogen werden, wenn der Effekt nicht angehalten hat.

Zugangswege

Es gibt grundsätzlich 3 verschiedene Wege in den Epiduralraum: den Zugang durch den Sakralkanal, den Zugang durch das 1. Sakralloch und den interspinalen Zugang. Wir praktizieren nur den erstgenannten Weg.

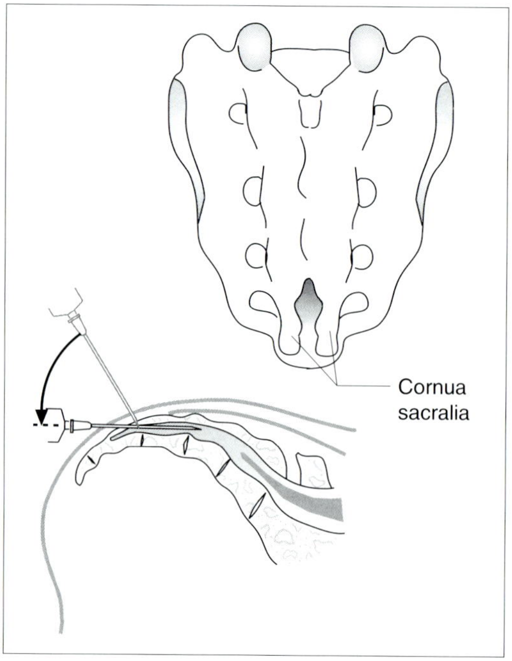

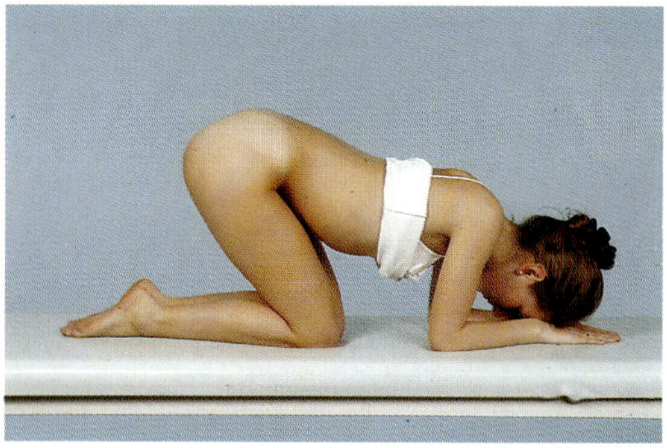

Injektion durch den Sakralkanal

Kanüle: Nr. 16 für die Lokalanästhesie und Lumbalpunktionskanüle (s. S. 84) für die Injektion

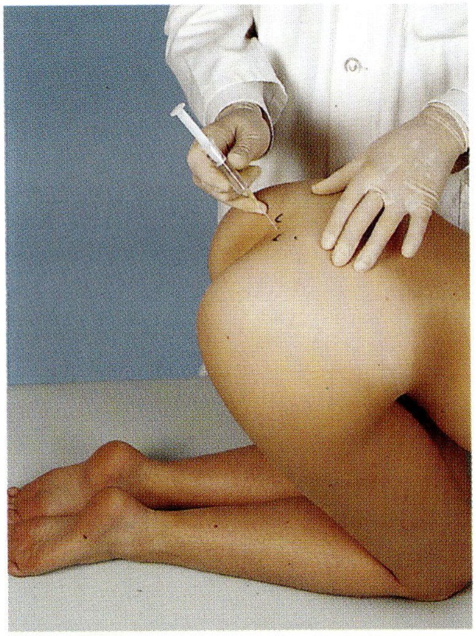

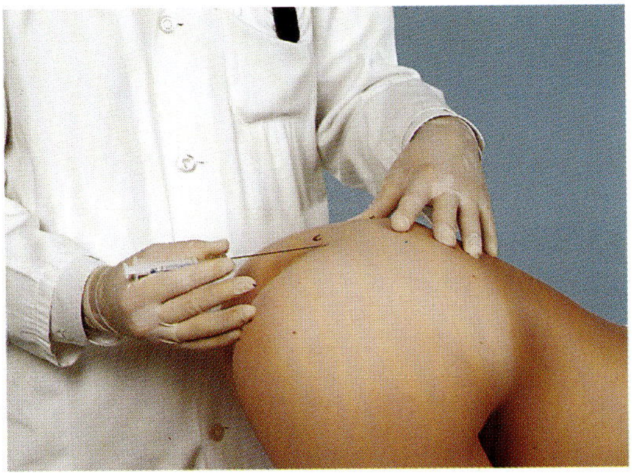

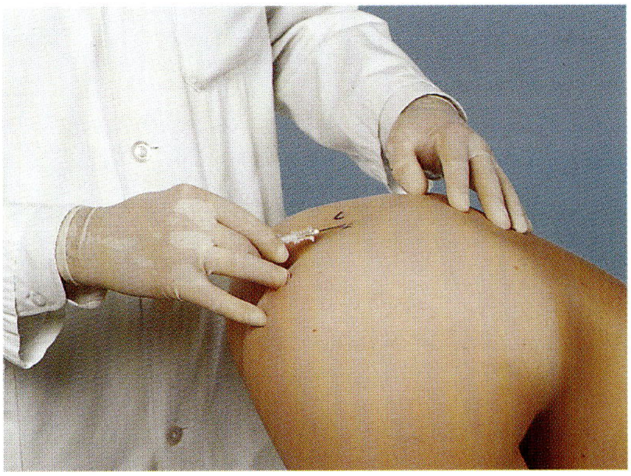

Technik: Der Patient begibt sich in Knie-Ellenbogen-Lage auf den Behandlungstisch. Man palpiert die beiden Cornua ossis sacri; sie sind bei schlanken Patienten sichtbar, bei dickeren wenigstens palpabel. Der Eingang zum Sakralkanal liegt zwischen diesen beiden Vorsprüngen und wird von einem Ligament überspannt.

Bei der Desinfektion ist darauf zu achten, daß das alkoholische Mittel bei Frauen nicht in die Vulva herunterläuft.

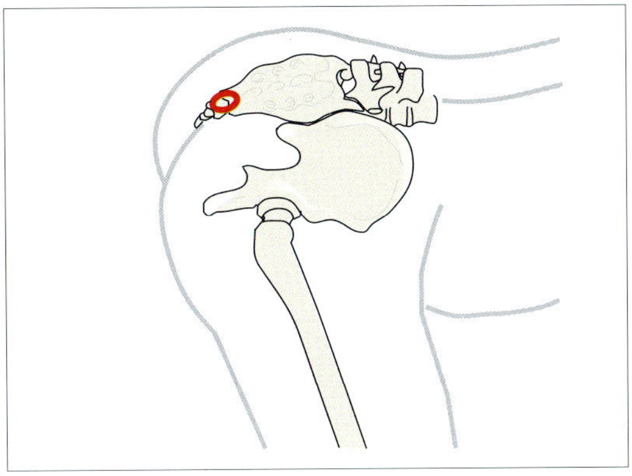

Es empfiehlt sich, die Lokalanästhesie mit einer sehr kleinen Kanüle subkutan und im Bereich des Ligamentes bis zum Kanaleingang zu setzen. Danach sticht man die große Kanüle senkrecht ein bis zum Knochenkontakt, senkt dann die Nadel und schiebt sie langsam parallel zum Os sacrum mehrere Zentimeter in den Kanal vor.

Vor der Injektion muß durch Aspiration gesichert sein, daß weder ein Gefäß noch der Duralsack angestochen ist. Der Duralsack endet normalerweise bei S2, kann aber ausnahmsweise weiter herunterreichen! Da der Kanal kein echter Hohlraum ist, fordert die Injektion des Medikamentes einen stärkeren Druck.

Notabene: Im Sakralbereich gibt es viele Varianten; in Einzelfällen gelingt es nicht, in den Sakralkanal zu gelangen.

Anmerkung

Von Anästhesisten, Neurologen und manchen Orthopäden werden bei gleicher Indikation peridurale und intrathekale Injektionen durchgeführt. Wir verwenden diese Techniken nicht, da sie ein höheres Risiko beinhalten, aber keine besseren Ergebnisse liefern (*Bisagni-Faure* et al.).

Literatur

Rechtliche Probleme bei Punktionen und Injektionen

Bernau, A.: Zur Frage der Patientenaufklärung in der orthopädischen Praxis. Orthop. Praxis 20 (1984) 163–165

Bernau, A.: Intraartikuläre Injektionen – Rechtslage und Praxis. Swiss Med. 7 (1985) 5 a

Bernau, A., P. Heeg: Haftpflichtprozeß Gelenkinfektion. Chir. Praxis 40 (1989) 3–8

Brenner, G.: Arzt und Recht. Fischer, Stuttgart 1983

Gabka, J.: Injektions- und Infusionstechnik. Praxis, Komplikationen und forensische Konsequenzen. 4. Aufl. deGruyter, Berlin 1988

Schlund, G. H. (Prof. Dr. jur.): Der Staatsanwalt ist unerbittlich. Medical Tribune 29 (1994) 31: 6

Ulsenheimer, K., U. Schlüter, M. H. Böcker, M. Bayer: Rechtliche Probleme in Geburtshilfe und Gynäkologie. Enke, Stuttgart 1990

Gelenk- und Weichteilsonographie

Dubs-Kunz, B.: Sonographie des Bewegungsapparates. Huber, Bern 1990

Graf, R., P. Schuler: Sonographie am Stütz- und Bewegungsapparat bei Erwachsenen und Kindern. Edition Medizin, Weinheim 1988

Hedtmann, A., H. Fett: Atlas und Lehrbuch der Schultersonographie. Enke, Stuttgart 1991

Henche, H. R., W. Hey: Sonographie in der Orthopädie und Sportmedizin. Medizinisch Literarische Verlagsgesellschaft, Uelzen 1987

Hinzmann, J., Kupatz, P.: Standardebenen der Sonographie des Bewegungsapparates. Hippokrates, Stuttgart 1992

Hodler, J., Wirth, W.: Gelenkdiagnostik mit bildgebenden Verfahren. Thieme, Stuttgart 1992

Kainberger, F., Graninger, W., Kramer, J. et al.: Sonographische Diagnostik von Erkrankungen des rheumatischen Formenkreises. Akt. Rheumatol. 18 (1993) 173–180

Koski, J. M.: Validity of axillary ultrasound scanning in detecting effusion of the glenohumeral joint. Scand. J. Rheumatol. 20 (1991) 49

Koski, J. M., P. J. Antila, H. A. Isomäki: Ultrasonography of the adult hip joint. Scand. J. Rheumatol. 18 (1989) 113

Löffler, L.: Ultraschalldiagnostik am Bewegungsapparat. Thieme, Stuttgart 1989

Manger, B., J. R. Kalden: Joint and connective tissue ultrasonography. Arthr. Rheum. 38 (1995) 736–742

Reiser, M., Nägele, M.: Aktuelle Gelenkdiagnostik. Thieme, Stuttgart 1992

Sattler, H.: Sonographie der Gelenke. In: Braun, B., Günther, R., Schweck, W.: Ultraschalldiagnostik, Ecomed Landsberg 1983

Sattler, H., U. Harland: Arthrosonographie. Springer, Berlin 1988

Sell, S.: Ultraschallstandardebenen: Stütz- und Bewegungsorgane. Thieme, Stuttgart 1992

Sell, S., I. Gutsche, W. Konermann, J. Zacher: Sonographisch gesteuerte Punktionen bei chronisch entzündlichen Gelenkerkrankungen. Akt. Rheumatol. 18 (1993) 44–49

Gelenkpunktionen

Punktionstechnik und Synovialanalyse

Amor, B., F. Delrieu, M. Dougados: Rhumatologie. 2ème éd. Maloine Paris 1990

Atkins, C. M.: Punktion von Gelenken, Schleimbeuteln und Sehnenansätzen. In: Van der Salm, T. J. et al. (Hrsg.): Invasive Techniken am Krankenbett. Edition Medizin, Weinheim 1991

Bernau, A.: Infektionsprophylaxe bei intraartikulären Injektionen. Orthop. Praxis 20 (1984) 260

Bernau, A.: Zur Frage der Patientenaufklärung in der orthopädischen Praxis. Orthop. Praxis 20 (1984) 163–165

Bernau, A.: Technik und Probleme bei Gelenkpunktionen. Med. orthop. Techn. 105 (1985) 84

Bernau, A.: Intraartikuläre Injektionen an Finger- und Zehengelenken. Med. Orthop. Technik 105 (1985) 86–87

Bernau, A.: Injektionen am Schultergelenk. Med. Orthop. Technik 105 (1985) 88–89

Bernau, A.: Orthopädie in der Wandlung – nicht-operative Therapie. Orthop. Praxis 22 (1986) 599–620

Bernau, A., H. Hanke: Intraartikuläre Injektionstherapie. Technik und Komplikationen. Prakt. Orthop. 25 (1994) 69–76

Bernau, A., P. Heeg: Aspekte der Infektionsprophylaxe bei Vorbereitung intraartikulärer Injektionen und Punktionen. Med. orthop. Technik 105 (1985) 72–79

Bernau, A., P. Heeg: Hautdesinfektionen, experimentelle Untersuchungen, praktische Gesichtspunkte. ML-Verlag, Uelzen 1989

Bernau, A., W. Köpcke: Feldstudie intraartikuläre Injektionen. Resultate – Praxis – Konsequenzen. Orthop. Praxis 23 (1987) 364–385

Bernau, A., B. M. Kottler: Notfallbehandlung in der Praxis bei Zwischenfällen nach Injektionen. Z. Orthop. 128 (1990) 322–327

Bernau, A., G. Rompe, H. Rudolph, H.-P. Werner: Intraartikuläre Injektionen und Punktionen. Dtsch. Ärztebl. 85 (1988) 74–76

Bird, H. A.: Intra-articular and intra-lesional therapy. In: Klippel, J. H., P. A. Dieppe: Rheumatology. Mosby, St. Louis 1994

Chary-Valckenaere, I., B. Jaulhac, H. Monteil, J. Pourel: Le diagnostic de l'arthrite de lyme. Rev. Rhum. 62 (1995) 283–292

Cornélis, F., D. Clerc-Weyl, O. Meyer: L'amplification génique en rhumatologie. In: DeSèze, S., A. Ryckewaert, M. F. Kahn: L'actualité rhumatologique 1994. L'Expansion Scientifique Paris 1994

Dixon, A. St., J. Graber: Local injection therapy in rheumatic diseases. 4th ed. Eular, Basel 1992

Doherty, M., B. L. Hazleman, Ch. W. Hutton, T. J. Maddison, J. D. Perry: Rheumatology examination and injection techniques. Saunders, London 1992

Dougados, M., C. L. Benhamou: L'étude du liquirde synovial. Laboratoires Laroche Navarron, Puteaux 1984

Freemont, A. J., J. Denton, A. Chuck, P. J. Holt, M. Davies: Diagnostic value of synovial fluid microscopy: a reassessment and rationalisation. Ann. Rheum. Dis. 50 (1991) 101–107

Freemont, A. J.: Die Analyse der Synovialflüssigkeit – Stellenwert, Nützlichkeit, Indikationen und potentielle relevante Befunde. Rheumatologie in Europa 24 (1995) 69–71)

Gabka, J.: Injektions- und Infusionstechnik. Praxis, Komplikationen und forensische Konsequenzen. 4. Aufl. deGruyter, Berlin 1988

Gatter, R. A.: A practical handbook of joint fluid analysis. Lea and Febiger, Philadelphia 1984

Gatter, R. A.: Arthrocentesis technique and intrasynovial therapy. In: McCarty D. J.: Arthritis and allied conditions. 11th ed. Lea & Febiger, Philadelphia 1989

Hasselbacher, P.: Variation in synovial fluid analysis by hospital laboratories. Arthr. Rheum. 30 (1987) 637–642

Heeg, P., A. Bernau: Experimentelle Untersuchungen zur Bedeutung von Gesichtsmasken bei der Durchführung von Injektionen und Punktionen. Orthop. Praxis 23 (1987) 386–390

Heeg, P., A. Bernau: Zehn Regeln für die Hygiene in der Praxis. Dtsch. med. Wschr. 117 (1992) 588–593

Hermann, E., K.-H. Meyer zum Büschenfelde: Stellenwert des Nachweises von Antigenen, Antikörpern und erregerspezifischen Lymphozyten in der Diagnostik erregerinduzierter Arthritiden. Z. Rheumatol. 54 (1995) 16

Hollander, J. L.: Arthrocentesis technique and intrasynovial therapy. In: McCarty, D. J.: Arthritis and allied conditions. 11th ed. Lea and Febiger, Philadelphia 1989

Huth, F., W. Klein: Punktionsdiagnostik von Gelenken. Enke, Stuttgart 1977

Jäger, B., H. W. Neumann: Klinische Bedeutung zytologischer Gelenkergußbefunde bei der chronischen Polyarthritis. Beitr. Orthop. Traumatol. 33 (1986) 139–144

Kaiser, H.: Intraartikuläre Therapie mit Cortisonderivaten – Indikation, Wirkung, Technik. Merck, Darmstadt 1957

Kaiser, H., W. Fischer: Techniken der Injektion. 6. Aufl. Selecta, München 1987

Kapandji, I. A.: Funktionelle Anatomie der Gelenke in 3 Bänden. Enke, Stuttgart 1985

Kerolus, G., G. Clayburne, H. R. Schumacher: Is it mandatory to examine synovial fluids promptly after arthrocentesis? Arthr. Rheum. 32 (1989) 271–278

Lackner, C. K., Schmidbauer, S.: Praxis-Handbuch zur erfolgreichen Punktion. Sayla Verlag, Gräfelfing 1993

Luukkainen, R., M. Hakala, E. Sajanti, H. Huhtala, U. Yli-Kerttula, R. Hämeenkorpi: Predictive value of synovial fluid analysis in estimating the efficacy of intraarticular corticosteroid injections in patients with rheumatoid arthritis. Ann. Rheum. Dis. 51 (1992) 874–876

Luukkainen, R., M. Hakala, E. Sajanti, H. Huhtala: Prognostic significance of synovial fluid analysis in estimating the efficacy of intra-articular corticosteroid injection in patients with spondylarthropathy. Europ. J. Rheumatol. Inflammation 14 (1994) 1

McCarty, D. J.: Synovial fluid. In: McCarty, D. J.: Arthritis and allied conditions. 11th ed. Lea and Febiger, Philadelphia 1989

Neustadt, D. H.: Intra-articular Corticosteroids and other agents; aspiration techniques. In: Katz, W. A.: Diagnosis and management of rheumatic diseases. 2nd ed. Lippincott, Philadelphia 1988

Nocton, J. J., F. Dressler, B. J. Rutledge, P. N. Rys, D. H. Persing, A. C. Steere: Detection of Borrelia Burgdorferi DNA by polymerase chain reaction in synovial fluid from patients with lyme arthritis. New Engl. J. Med. 330 (1994) 229–234

Owen, D. S.: Aspiration and injection of joints and soft tissues. In: Kelley, W. N., Harris, E. D., Ruddy, S., Sledge, C. B.: Textbook of rheumatology. 4. ed., Saunders, Philadelphia 1993

Perret, R.: Gelenkpunktat-Analytik. DIA-GM 16 (1983) 1155–1156

Pfister, S. A., G. Hauke, H. H. Peter: Synoviaanalyse. Akt. Rheumatol. 14 (1989) 51–57

Schlapbach, P.: Sinnvolle Synovia-Untersuchung heute. Dtsch. med. Wschr. 113 (1988) 1808–1811

Schumacher, H. R.: Synovial fluid analysis. In: Katz, W. A.: Rheumatic diseases. 2nd ed. Lippincott, Philadelphia 1988

Schumacher, H. R.: Synovial fluid analysis. In: Kelley, W. N., Harris, E. D., Ruddy, S., Sledge, C. B.: Textbook of Rheumatology. 4. ed. Saunders, Philadelphia 1993

DeSèze, S., F. Audisio, D. Mrejen: Atlas pratique des infiltrations neuroarticulaires. Vigo, Paris 1989

Shmerling, R. H., L. Delbanco, A. N. Tosteson, D. E. Trentham: Synovial fluid tests. JAMA 264 (1990) 1009–1014

Shmerling, R. H.: Synovial fluid analysis. Rheum. Dis. Clin. North Am. 20 (1994): 503–512

Stiehl, P., K.-M. Kluger: Gelenkerguß-Befunde bei alkaptonurischer Arthropathie (Ochronose). Z. Rheumatol. 53 (1994) 150
Van der Salm, T. J. et al. (Hrsg.): Invasive Techniken am Krankenbett. Edition Medizin, Weinheim 1991
Zuckerman, J. D., R. J. Meislin, M. Rothberg: Injections for joint and soft tissue disorders: When and how to use them? Geriatrics 45 (1990) 45–55
Wainsten, J. P., Yvan, J. P.: Infiltrations de l'épaule. Concours Méd 116 (1994) 684–687

Kristallanalyse, Kristallarthritiden

Bardin, T.: Inflammations articulaires d'origine microcristalline. Presse Méd. 13 (1984) 1951–1955
Bardin, T.: Physiolopathologie et techniques d'identification des dépôts microcristallins calciques rencontrés en rhumatologie. Rhumatologie 45 (1993): 10, 251–256
Bardin, T.: Mécanismes des dépôts cristallins articulaires. Rev Prat (Paris) 44, 2 (1994) 155–160
Bardin, T., B. Bucki: Microcristaux du liquide articularie. Feuillets de Biologie 30 (1989) 31–37
Bardin, T., B. Bucki: Arthritiden durch Lipid-Mikrokristalle. Eular-Bulletin 2 (1991) 60–63
Bardin, Th., B. Bucki, J. L. Bernard: Comment découvrir les microcristaux articulaires. In: DeSèze, S., A. Ryckewaert, M. F. Kahn: L'actualité rhumatologique 1994. L'Expansion Scientifique Paris 1994
Bardin, T., P. Fritz, F. Lioté: Mikrokristalline Arthritiden. Rheumatol. in Europa 23 (1994) 49–54
Dryll, A., Th. Bardin: Rôle pathogène des microcristaux d'apatite. Presse Méd. 18 (1989) 564–565
Fellmann, N., L. Matoso: Kristalle im Gelenk. Med. Praxis 79 (1984) 26–42
Genth, E.: Kristallsynovitis als pathogenetisches Prinzip. Therapiewoche 37 (1987) 4001–4014
Genth, E.: Kristallarthropathien. Z. Gerontol. 26 (1993) 24–33
Gerster, J. C.: Rhumatismes apatitiques Rev. Prat. (Paris) 44, 2: 189–192
Gibilisco, P. A., H. R. Schumacher, J. L. Hollander, K. A. Soper: Synovial fluid crystals in osteoarthritis. Arthr. Rheum. 28 (1985) 511–515
Gillet, P., Fener, P., Jouzeau, J. Y., Netter, P.: Traitement de l'inflammation microcristalline aiguë. Rev. Prat. (Paris) 44, 2 (1994) 201–205
Gordon, C., A. Swan, P. Dieppe: Detection of crystals in synovial fluids by light microscopy: sensitivity and reliability. Ann. Rheum. Dis. 48 (1989) 737–742
McCarty (ed.): Crystalline deposition disease. Rheum. Dis. Clin. North Am 14, 2 (1988) 253–405.
McGill, N. W., P. A. Dieppe: Evidence for a promoter of urate crystal formation in gouty synovial fluid. Ann. Rheum. Dis. 50 (1991) 558–561
McGill, N. W., A. Swan, P. A. Dieppe: Survival of calcium pyrophosphate crystals in stored synovial fluids. Ann. Rheum. Dis. 50 (1991) 939–941
Menkès, C. J., Chouraki, L.: Manifestations cliniques de la chondrocalcinose articulaire. Rev. Prat. (Paris) 44, 2 (1994) 183–188
Ortiz-Bravo, E.: Examen du liquide articulaire dans les arthropathies microcristallines. Rev. Prat. (Paris) 44 (1994) 174–177
Perret, R., M. Gygax, D. Weschler, A.-F. Viollier: Beitrag zur Diagnostik der Hydroxyapatitkrankheit. Schweiz. med. Wschr. 122 (1992) 1895–1896
Rosenthal, A., L. M. Ryan, D. J. McCarty: Arthritis associated with calcium oxalate crystals in an anephric patient treated with peritoneal dialysis. JAMA 260 (1988) 1280–1282
Schlapbach, P., D. Pfluger, N. J. Gerber: Kristallnachweis in der Synovialflüssigkeit: gelenkspezifische Nachweisfrequenz und Korrelation zur klinischen Verdachtsdiagnose. Schweiz. med. Wschr. 122 (1992) 969–974
Simkin, P. A.: Articular oxalate crystals and the taxonomy of gout. JAMA 260 (1988) 1285–1286
Stiehl, P., Kluger, K. M.: Gelenkerguß-Befunde bei alkaptonurischer Arthropathie. Z. Rheumatol. 53 (1994) 150–154
Thevenot, C., L. Friez: A propos d'un cas d'arthrite avec cristaux de cholestérol au cours d'une polyarthrite rhumatoïde. Rev. Rhum. 54 (1987) 763–765
Tourlière, D., Benhamou, C. L.: Microcrisstaux lipidiques et autres cristaux articulaires rares. Rev. Prat. (Paris) 44, 2: 197–200

Bakteriennachweis, bakterielle Arthritiden

Bernau, A., P. Heeg: Haftpflichtprozess. Gelenkinfektion. Chir. Praxis 40 (1989) 3–8
Brackertz, D.: Bakteriell-infektiöse Arthritiden. Rheumatologie in Europa 23 (1994) 151
Essen, R., H. A. Savolainen: Bacterial infection following intra-articular injection. Scand. J. Rheumatol. 18 (1989) 7
Goldenberg, D. L., J. I. Reed: Bacterial arthritis. New Engl. J. Med. 312 (1985) 764–771
Härle, A. et al.: Behandlungsstrategien bei Gelenkinfektionen nach intraartikulären Injektionen und Punktionen. Dtsch. Ärztebl. 84 (1987) B1567
Ike, R. W.: Tidal irrigation in septic arthritis of the knee: A potential alternative to surgical drainage. J. Rheumatol. 20 (1993) 2104–2110
Ketterl, R., T. Beckurts, K. Machka, B. Stübinger, B. Claudi: Wertigkeit verschiedener Antibiotika bei Knochen- und Gelenkinfektionen. Akt. Chir. 24 (1989) 1–46
Westphal, K. Ch., M. Troch, E. J. Henßge: Epidemiologie von Kniegelenkempyemen. Dtsch. Ärztebl. 89 (1992) B-1657–1659

Intraartikuläre Corticoidtherapie

Amor, B., F. Delrieu, M. Dougados et al.: Rhumatologie. 2ème éd. Maloine, Paris 1990
Baker, D. G., H. R. Schumacher: Acute monoarthritis. New Engl. J. Med. 329 (1993) 1013–1020

Barth, J., H. Fett, M. Pörtner, B.-E. Braun, H. W. Möllmann, P. Rohdewald, J. Krämer, H. Derendorf: Exogene und endogene Glukokortikoid-Spiegel nach epiduraler Applikation verschiedener Glukokortikoid-Kristallsuspensionen in unterschiedlichen Lösungsvolumina. Orthop. Praxis 26 (1990) 729–736

Bennett, R. M.: Psoriatic arthritis. In: McCarty, D. J.: Arthritis and allied conditions. 11th ed. Lea & Febiger, Philadelphia 1989

Berger, R. G., W. J. Yount: Immediate "steroid flare" from intraarticular triamcinolone hexacetonide injection case report and review of the literature. Arthr. Rheum. 33 (1990) 1284–1286

Bernau, A.: Therapie des arthrotischen Reizknies. Orthop. Praxis 23 (1987) 746–761

Blyth, T., J. A. Hunter, A. Stirling: How long will intraarticular steroids relieve knee pain in rheumatoid arthritis? A single blind comparison of hydrocortisone and triamcinolone preparations. Scand. J. Rheumatol. Suppl. 93 (1992) 67

Blyth, T., J. A. Hunter, A. Stirling: Pain relief in the rheumatoid knee after steroid injection. A single-blind comparison of hydrocortisone succinate and triamcinolone acetonide or hexacetonide. Br. J. Rheumatol. 33 (1994) 461–463

Chakravarty, K., P. G. Pharoah, K. Lim, D. G. Scott: Intra-articular steroid for knee synovitis: To rest or not to rest. Br. J. Rheumatol. 31, Suppl. 2 (1992) 81

Chakravarty, K. et al.: Intra-articular steroid therapy for knee synovitis. Role of postinjection rest. Arthr. Rheum. 35 (1992): Suppl. 9: 200

Chakravarty, K., P. D. P. Pharoah, D. G. L. Scott: A randomized controlled study of post-injection rest following intra-articular steroid therapy for knee synovitis. Brit. J. Rheumatol. 33 (1994)464–468

Dalinka, M. K., V. Stewart, J. S. Bomalaski, M. Halpern, M. E. Kricun: Periarticular calcifications in association with intra-articular corticosteroid injections. Radiol. 153 (1984) 615–618

Derendorf, H. et al.: Pharmacokinetics and pharmacodynamics of glucocorticoid suspensions after intraarticular administration. Clin. Pharmacol. Ther. 39 (1986) 313–317

Derendorf, H., H. W. Möllmann, J. Barth: Pharmakokinetik von intraartikulär applizierten Glukokortikoiden. Akt. Rheumatol. 15 (1990) 145–153

Dippon, M., U. Fischer, R. Dreher: Intraartikuläre Glukokortikoid-Injektionen bei cP-Kniegelenken: Unspezifische Antiphlogistie und Nebennierenrindensuppression. Z. Rheumatol. 52 (1993) 41

Gaffney, K., J. Ledingham, J. D. Perry: Intraarticular triamcinolone hexacetonide in knee osteoarthritis: factors influencing the clinical response. Ann. Rheum. Dis. 54 (1995) 379–381

Gatter, R. A.: Arthrocentesis and intrasynovial therapy. In: McCarty, D. J.: Arthritis and allied conditions. 11th ed. Lea & Febiger, Philadelphia 1989

Geborek, P., B. Mansson, F. A. Wollheim, U. Moritz: Intraarticular corticosteroid injection into rheumatoid arthritis knees improves extensor muscles strength. Rheumatol. Int. 9 (1990) 265–270

Gerber, L. H.: Psoriatic arthritis: Pharmacologic, surgical, and rehabilitative management. In: Gerber, L. H., L. R. Espinoza (ed.): Psoriatic arthritis. Grune & Stratton, Orlando 1985

Goupille, P., B. Fouquet, P. Cotty, D. Goga, J. P. Valat: Articulation temporo-mandibulaire et polyarthrite rhumatoïde. Rev. Rhum. 59 (1992) 213–218

Gumpel, J. M.: Intraarticular therapy. In: Scott, J. T.: Copeman's textbook of the rheumatic diseases. Churchill-Livingstone, Edinburgh 1986

Grillet, B., J. Dequeker: Intraarticular steroid injection. A risk-benefit assessment. Drug Safety 5 (1990) 205–211

Hart, F. D.: Practical problems in rheumatology. Martin Dunitz, London 1983

Heisel, J.: Entzündliche Gelenkerkrankungen. Enke, Stuttgart 1992

Hochhaus, G., H. Möllmann, J. Barth: Glukokortikoide für den intraartikulären Einsatz: Pharmakodynamische Charakterisierung durch Rezeptorbindungsstudien. Akt. Rheumatol. 15 (1990) 66–69

Jacobs, L. G., M. A. Barton, W. A. Wallace, J. Ferrousis, N. A. Dunn, D. H. Bossingham: Intra-articular distension and steroids in the management of capsulitis of the shoulder. Brit. Med. J. 302 (1991) 1498–1501

Jones, A. C., M. Pattrick, M. Regan, J. Ledingham, A. R. Manhire, M. Doherty: Intra-articular steroids: How often do we get them into the joint and does it matter. Br. J. Rheumatol. 32, Abstr., Suppl. 1 (1993) 49

Jones, A., M. Regan, J. Ledingham, M. Pattrick, A. Manhire, M. Doherty: Importance of placement of intraarticular steroid injections. Brit. Med. J. 307 (1993) 1329–1330

Kahn, M.-F.: Les injections intraarticulaires de corticoïdes. Rev. Prat. (Paris) 40 (1990) 531–535

Kaiser, H.: Intraartikuläre Therapie mit Cortisonderivaten–Indikation, Wirkung, Technik. Merck, Darmstadt 1957.

Kaiser, H.: Intraartikuläre Therapie-Indikation und spezielle Risiken. Med. Orthop. Techn. 105 (1985) 81

Kaiser, H.: Chronische Polyarthritiden – Differentialdiagnose und Therapie. 2. Aufl., Enke, Stuttgart 1988

Kaiser, H.: MEMO Rheumatologie. Enke, Stuttgart 1990

Kaiser, H.: European experience with intra-articular corticoid therapy. In: Balint, G., B. Gömör, L. Hodinka (Hrsg.): Rheumatology state of the art. Excerpta Medica Amsterdam 1992: 341–343

Kaiser, H., H. K. Kley: Cortisontherapie. 9. Aufl. Thieme, Stuttgart 1992

Klippel, J. H.: Rheumatology. Mosby, St. Louis 1994

Laroche, M., J. Arlet, B. Mazieres: Osteonecrosis of the femoral and humeral heads after intraarticular corticosteroid injections. J. Rheumatol. 17 (1990) 549–551

Larsson, L. G.: Anaphylactic shock after i.a. administration of triamcinolone acetonide in a 35-year-old female. Scand. J. Rheumatol. 18 (1989) 441–442

Magyar, A., N. Gschwend: Fallbeispiel einer durch Steroidinfiltration bedingten Peronealsehnenruptur. Akt. Rheumatol. 15 (1990) 63

Mazières, B.: Cartilage et cortisone. In: Simon, L., C. Hérrison: Polyarthrite rhumatoïde: traitements locaux et réadaptation. Masson, Paris 1986

McCarty, D. J., G. McCarthy, G. Carrera: Intraarticular corticosteroids possibly leading to local osteonecrosis and marrow fat induced synovitis. J. Rheumatol. 18 (1991) 1091–1094

Miehle, W.: Frühdiagnose und -therapie der chronischen Polyarthritis. Fortschr. Rheumatol. 2 (1992) 12–13

Möllmann, H., E. Danners, C. Bigalke, J. Kindler: Klinische Untersuchungen zur Verweildauer intraartikulär applizierter Kortikoidkristallsuspensionen. Therapiewoche 24 (1974) 4297–4814

Möllmann, H., C. Bigalke, K. Bestehorn, K.-P. Zwingmann, M. Hüls, J. Kindler, E. Danners: Vergleichende Untersuchungen zu systemischen Auswirkungen und Verweildauer verschiedener intratendinös, intramuskulär und intraartikulär applizierter Kortikoidkristallsuspensionen. Therapiewoche 25 (1975) 5203–5210

Möllmann, H., G. Fund, C. Biglke, H. Wagner: Einfluß unterschiedlicher Glukokortikoidkristallsuspensionen auf verschiedene blutchemische Parameter (I). Therapiewoche 29 (1979) 94–105

Möllmann, H. W., J. Barth, D. Haack, A. Grüner, D. Stroband, G. Gyselby, P. Rohdewald, H. Derendorf: Vergleichende Untersuchungen zur Pharmakokinetik und Wirkdauer intraartikulär applizierter Glukokortikoid-Kristallsuspensionen. Akt. Rheumatol. 11 (1986) 55–60

Möllmann, H. W., B. Armbruster, J. Barth, H. Derendorf, O. W. Flörke, G. Hochhaus, C. R. Möllmann, P. Rohdewald, E. W. Schmidt: Analyse von Form, Korngrößenverteilung und Aggregation der Kristalle in Glukokortikoid-Depotpräparaten. Akt. Rheumatol. 15 (1990) 101–124

Moll, J. M., H. A. Bird, A. Rushton: Therapeutics in rheumatology. Chapman and Hall, London 1986

Neustadt, D. H.: Intra-articular corticosteroids and other agents. In: Katz, W. A.: Diagnosis and management of rheumatic diseases. 2nd ed. Lippincott, Philadelphia 1988

Parikh, J. R., J. B. Houpt, St. Jacobs, B. J. Fernandes: Charcot's arthopathy of the shoulder following intraarticular corticosteroid injections. J. Rheumatol. 20 (1993) 885–887

Rappoport, D., J. C. Gerster: Les injections locales de cortico-stéroïdes en pratique rhumatologique. Méd. et Hyg. 46 (1988) 890

Roques, C. F. et al.: Choix d'un corticoïde local à action retard en vue d'infiltration. In: Simon, L., C. Hérrison (Hrsg.): Polyarthrite rhumatoïde. Masson, Paris 1986

Roques, C. F., J. Condouret, J. P. Soleihavoup, F. Croute: Les corticoïdes pour infiltrations intraarticulaires: élements de choix (puissance, microcristaux, excipient). Rhumatologie. 39 (1987) 187

Sany, J.: Polyarthrite rhumatoïde. Flammarion, Paris 1987

Saporta, A., B. Amor, S. Laoussadi, A. Kahan: Calcifications articulaires secondaires aux injections intraarticulaires d'hexacétonide de triamcinolone. In: Simon, L., C. Hérrison: Polyarthrite rhumatoïde: traitements locaux et réadaptation. Masson, Paris 1986

Schalm, J., R. Prestele: Behandlung mit Triamcinolonhexacetonid und Erbium 169. Z. Rheumaforsch. 49 (1990) Suppl. 1, 35

Schapira, D., M. I. Besser, M. Nahir, Y. Scharf: Charcot type arthropaty following repeated intra-articular injections of corticosteroids. „R" 20 (1990) 125

Sheeran, T. P., C. A. Roobottom, P. D. Wanklyn, J. Winkles, K. Richardson, P. Emery: The effect of bed rest and intra-articular steroids on the acute phase response in rheumatoid arthritis. Clin. exp. Rheumatol. 11 (1993) 49–52

Simon, L., Ch. Hérisson: Polyarthrite rhumatoïde: Traitements locaux et readaptation. Masson, Parin 1986

Simon, L., C. Hérrison: Corticothérapie locale. In: Sany, J.: Polyarthrite rhumatoïde. Flammarion, Paris 1987

Singer, F.: Topische Rheumatherapie. DIA-GM 2 (1994) 81–85

Talke, M., W. Krempien, Ch. Bär: Wirksamkeit und Verträglichkeit von Dexamethasonpalmitat i.a.: Vergleich mit Dexamethason-Kristallsuspension im entzündlichen Schub. Akt. Rheumatol. 18 (1993) 104–111

Taylor, H. G., P. D. Fowler, P. T. Dawes: Intra-articular steroids: Confounder of clinical trials. Clin. Rheumatol. 10 (1991) 38–42

Thumb, N.: Rheumatische Erkrankungen. DIA-GM 4 (1992) 305–308

Wainsten, J. P., J. P. Yvan: Infiltrations intra- et péri-articulaires de corticoïdes. Concours Méd. (1993) 1937–1939

Weber, M.: Lokale Gelenkbehandlung bei chron. Polyarthritis. Schwz. Rdsch. Med. (Praxis) 82 (1993) 353–358

Wener, M. H., W. E. Greth: Effect of intra-articular corticosteroid injection on synovial fluid white blood cell count and cytokines in patients with rheumatoid arthritis. Arthr. Rheum. 36 (1993) S263

Will, R., J. Armas: Intraarticular corticosteroids and cartilage: What is the effect? Br. J. Rheumatol. 30 (1991) Suppl. 1, 32

Will, R., J. Armas, J. Barnes: An assessment of cartilage degradation and synthesis in the knee joint following intraarticular triamcinolone hexacetonide. Aust. N. Z. J. Med. 22 (1992) 194

York, J. R.: Musculoskeletal disorders in the haemophilias. Baillière's Clin. Rheumatol. 5 (1991) 197–220

Corticoide bei juveniler chronischer Arthritis

Allen, R. C., K. R. Gross, R. M. Laxer, P. N. Malleson, R. D. Beauchamp, R. E. Petty: Intraarticular triamcinolone hexacetonide in the management of chronic arthritis in children. Arthr. Rheum. 29 (1986) 997–1001

Ansell, B. M.: Juvenile chronic arthritis, juvenile rheumatoid arthritis, and inflammatory arthropathies of childhood. Curr. Opin. Rheumatol. 2 (1990) 799–803

Earley, A., R. J. Cuttica, C. McCullough, B. M. Ansell: Triamcinolone into the knee joint in juvenile chronic arthritis. Clin. Experim. Rheumatol. 6 (1988) 153–155

Guzman, M. M. de, A. P. Wilking, M. D. Perez, R. W. Warren: Efficacy of intra-articular triamcinolone hexacetonide injection in children with pauciarticular juvenile rheumatoid arthritis. Arthr. Rheum. 36 (1993) S173

Hertzberger-ten Cate, R., B. C. de Bries-van der Vlugt, L. W. van Suijlekom-Smit, A. Cats: Intra-articular steroids in pauciarticular juvenile chronic arthritis, type 1. Eur. J. Pediatr. 150 (1991) 170–172

Honkanen, V., P. Pelkonen, J. Rautonen: Intra-articular glucocorticoids in early juvenile chronic arthritis. Scand. J. Rheumatol. 85, Suppl. 20 (1990) 20

Huppertz, H.I., A. Tschammler, A. E. Horwitz: Efficacy and adverse effects of intra-articular steroids for chronic arthritis in childhood. Arthr. Rheum. 37, Suppl. (1994) 329

Job-Deslandre, C., C. J. Menkès, P. Canlorbi: Traitement local des oligo-arthrites juvéniles par l'hexacétonide de triamcinolone. Presse Méd. 15 (1986) 1282

Lorenz, K., J. Oppermann: Kinder-Rheumatologie. Enke, Stuttgart 1993

Luqmani, R. A., C. J. Ryder, T. R. Southwood: Multiple joint intra-articular injections of triamcinolone hexacetonide (IATH) in juvenile chronic arthritis (JCA). Br. J. Rheumatol. 32, Suppl. 1 (1993) 137

Michels, H., L. Ackermann, H. Kettner, A. Kropp, P. Ripperger, U. Schoenwald, H. Truckenbrodt: Triamcinolon-Hexacetonid in der Lokalbehandlung der Gonarthritis bei oligoartikulärer juveniler chronischer Arthritis. Kinder-Rheumatol. 1 (1991) 9–16

Pugh, M. T., R. Luqmani, T. R. Southwood: The safety and efficacy of simultaneous multiple joint injections in juvenile chronic arthritis. Br. J. Rheumatol. 33 (1994) Abstr. Suppl. 1, 68

Pugh, M. T., T. R. Southwood: Simultaneous multiple intraarticular corticosteroid injections in juvenile chronic arthritis (JCA): A prospective six month study. Arthr. Rheum. 37, Suppl. (1994) 257

Rooney, M., C. Herve Somma, P. Touzet, A. M. Prieur: Intraarticular steroid therapy in the treatment of hip disease in juvenile chronic arthritis (JCA). J. Rheumatol. 19, Suppl. 33 (1992) 113

Sparling, M., P. Malleson, B. Wood, R. Petty: Radiographic followup of joints injected with triamcinolone hexacetonide for the management of childhood arthritis. Arthr. Rheum. 33 (1990) 821

Radionuklid-Synoviorthese

Biersack, H. J., A. L. Hotze: Radionuklid-Therapie. Dtsch. Ärztebl. 90 (1993) 1232–1235

Bouvier, M., M. Bouysset: Comparison erbium 169 et hexacétonide de triamcinolone dans les arthritis métatarsophalangiennes. In: Simon, L., C. Hérrison: Polyarthrite rhumatoïde: traitements locaux et réadaptation. Masson, Paris 1986

Bussière, J. L., B. Galtier, J. M. Ristori et al.: Comparaison erbium 169 et hexacétonide de triamcinolone dans les arthrites digitales. In: Simon, L., C. Hérrison (éd.): Polyarthrite rhumatoïde. Paris, Masson 1986

Dawson, T. M., Ryan, P. F. J., Street, A. M. et al.: Yttrium synovectomy in Haemophilic arthropathy. Brit. J. Rheumatol. 33 (1994): 351–356

Delbarre, F.: La Synoviorthèse. Rev. Rhum. 35 (1968) 1–5

Glimet, T., P. le Meignen, C. Normandin, J. P. Teyssedou: Le point sur les synoviorthèses. In: De Sèze, S. et al.: L'actualité rhumatologique 1985. L'Expansion Paris 1985

Haass, F.: Radiosynoviorthese in der Orthopädie. Akt. Rheumatol. 17 (1992) 64–66

Hagena, F. W.: Die Radiosynoviorthese mit Yttrium 90 am Kniegelenk bei chronischer Polyarthritis. Fortschr. Med. 100 (1982) 36

Hoefnagel, C. A.: Radionuclide therapy revisited. Eur. J. Nucl. Med. 18 (1991) 408–431

Lueders, C., M. Kopec, K. Morstin, T. Schmitz, L. E. Feinendegen: Die Radiosynoviorthese. Anwendung und Durchführung unter besonderer Berücksichtigung dosimetrischer Aspekte. Akt. Rheumatol. 17 (1992) 74–81

Lueders, C., L. E. Feinendegen: Die Radiosynoviorthese. Strahlenther. 169 (1993) 383–386

Maleitzke, R., W. Müller: Synoviorthese – eine Alternative zur Synovektomie? Therap. Umschau 48 (1991) 632–639

Menkès, C. J.: La synoviorthèse médicale. In: Simon, L., C. Hérrison: Polyarthrite rhumatoïde: traitements locaux et réadaptation. Masson, Paris 1986

Menkès, C. J.: Les synoviorthèses isotopiques dans le traitement de la polyarthrite rhumatoïde. In: Sany, J.: Polyarthrite rhumatoïde. Flammarion, Paris 1987

Mödder, G.: Die Radiosynoviorthese. CIS Diagnostik, Dreieich 1995

Morscher, E., U. Steiger, J. Sartorius, F. Koller: Synovektomie und Synoviorthesis bei Hämophilen. Therapeut. Umschau 36 (1979) 311–315

Müller, W.: Synoviorthese. Münch. med. Wschr. 126 (1984) 315–318

Müller-Brand, J.: Grundlagen der Radiosynoviorthese. Schweiz. med. Wschr. 120 (1990) 676–679

Rivard, G. E., M. Girard, C. L. Clicke et al.: Synoviortheses in patients with hemophilia and inhibitors. Canad. Med. Ass. J. 127 (1982) 41–42

Routsi, A. et al.: Erbium-169 versus triamcinolone hexacetonide in the treatment of rheumatoid finger joints. Ann. Rheum. Dis. 38 (1979) 45–47

Sanna, P.: Langzeitergebnisse der Radiosynoviorthese bei entzündlich-rheumatischen Affektionen. Inaug. Diss. Med. Fakultät der Universität Basel 1990

Stucki, G., P. Bozzone, E. Treuer, P. Wassmer, M. Felder: Efficacy and safety of radiation synovectomy with yttrium-90: A retrospective long-term analysis of 164 applications in 82 patients. Brit. J. Rheumatol. 32 (1993) 383–386

Chemische Synoviorthese mit Osmiumsäure

Bardier, M., J. P. Gayraud, A. Robert, et al.: Intérêt de la synoviorthèse à l'acide osmique dans le traitement de l'arthopathie hémophilique. Chir. Pédiatr. 23 (1982) 393–399

Charlier, C., Y. Maugars, J. M. Berthelot, A. Prost: Résultats de 84 synoviorthèses a l'acide osmique pour coxite. Rev. Rhum. 61 (1994) 779

Delcambre, B.: Les synoviorthèses à l'acide osmique dans le traitement de la polyarthrite rhumatoïde. In: Sany, J.: Polyarthrite rhumatoïde. Paris, Flammarion 1987

LeGoff, P.: Traitement du genou rhumatoïde par la Synoviorthèse à l'acide osmique. In: Simon, L., C. Hérrison: Polyarthrite rhumatoïde. Masson, Paris 1986

Østergaard, M., Stoltenberg, M., Gideon, P. et al.: Effect of intraarticular osmic acid on synovial membrane volume and inflammation. Scand. J. Rheum. 24 (1995) 5–12

Intraartikuläre Injektion von Hyaluronsäure

Dahlberg, L., L. St. Lohmander, L. Ryd: Intraarticular injections of hyaluronan in patients with cartilage abnormalities and knee pain. Arthr. Rheum. 37 (1994) 521–528

Desmarais, M. H. L.: Value of intraarticular injections in Osteoarthritis. Ann. Rheum. Dis. 11 (1952) 277–281

Dougados, M., M. Mguyen, V. Listrat, B. Amor: High molecular weight sodium hyaluronate (hyalectin) in osteoarthritis of the knee: a 1 year placebo-controlled trial. Osteoarthritis and Cartilage 1 (1993) 97–103

Ghosh, P.: The pharmacological activities of hyaluronic acid (hyaluronan). Rev. Esp. Rheumatol. 20, Suppl. 1 (1993) 574

Graf, J., E. Neusel, E. Schneider, F. U. Niethard: Intra-articular treatment with hyaluronic acid in osteoarthritis of the knee joint: a controlled clinical trial versus mucopolysaccharide polysulfuric acid ester. Clin. Experim. Rheumatol. 11 (1993) 367–372

Henderson, E. B., Smith, E. C., Pegley, F., Blake, D. R.: Intraarticular injections of 750 kD hyaluronan in the treatment of osteoarthritis. Ann. Rheum. Dis. 53 (1994): 529–534

Isdale, A. H., L. D. Hordon, H. A. Bird, V. Wright: A controlled comparison of intra-articular healon (hyaluronate), triamcinolone and saline in osteo-arthritis of the knee. Br. J. Rheumatol. 32, Suppl. 1 (1993) 61

Jones, A. C., M. Pattrick, S. Doherty, M. Doherty: A double-blind trial of intra-articular hyaluronic acid versus intra-articular triamcinolone hexacetonide in knee osteoarthritis. Arthr. Rheum. 35 (1992) S132

Jones, A. C., M. Pattrick, S. Doherty, M. Doherty: A double-blind trial of intra-articular hyaluronic acid vs triamcinolone hexacetonide in knee osteoarthritis. Rev. Exp. Rheumatol. 20, Suppl. 1 (1993) 575

Lequesne, M.: Les anti-arthrosiques symptomatiques d'action lente: un nouveau concept thérapeutique? Rev. Rhum. 61 (1994) 75–79

Maheu, E., J. Lamotte, M. Lequesne: Sel sodique de l'acide hyaluronique et gonarthrose. In: DeSèze, S., A. Ryckewaert, M. F. Kahn: L'actualité rhumatologique 1994. L'Expansion Scientifique Paris 1994

Mguyen, M., M. Dougados, B. Amor: Long term effects of intra-articular injections of hyaluronic acid in osteoarthritis of the knee. Arthr. Rheum. 34 (1991) S86: A121

Peyron, J. G.: A new approach to the treatment of osteoarthritis: viscosupplementation. Osteoarthritis and Cartilage 1 (1993) 85–87

Puttick, M. P., J. P. Wade, A. Chalmers, G. D. Connell, K. K. Rangno: Acute local reactions after intraarticular hylan for osteoarthritis of the knee. J. Rheumatol. 22 (1995) 1311–1314

Intraartikuläre Injektion von Methotrexat

Bennett, R. M.: Psoriatic Arthritis. In: McCarty, D. J.: Arthritis and allied conditions. 11th ed. Lea & Febiger, Philadelphia 1989

Hall, G. H., B. J. Jones, A. C. Head, V. E. Jones: Intra-articular methotrexate. Ann. Rheum. Dis. 37 (1978) 351–356

Kaiser, H.: Therapie der Psoriasisarthritis. In: Albrecht, H. J. (ed.): Psoriasis, Psoriasisarthritis. Coll. rheumatol. 18. Banaschewski, München 1984

Tiliakos, N. A., C. H. Wilson: The intraarticular use of methotrexate. In: Wilke, W. S. (ed.): Methotrexate therapy in rheumatic disease. Dekker, New York 1989: 123–127

Intraartikuläre Injektion von Morphin

Lehrberger, K., A. Yassouridis, A. Herz, K. Peter, C. Stein: Intraartikuläre Morphinapplikation zur Analgesie nach arthroskopischen Operationen am Kniegelenk. Arthroskopie 4 (1991) 180–183

Stein, C.: Peripheral analgesic actions of opioids. J. Pain Symp. Manag. 6 (1991) 119

Stein, Ch., K. Comisel, E. Haimerl, A. Yassouridis, K. Lehrberger, A. Herz, K. Peter: Analgesic effect of intraarticular morphine after arthroscopic knee surgery. New Engl. J. Med. 325 (1991) 1123–1126

Stein, C., A. Hassan, R. Prezewlocki: Opoids from immunocytes interact with receptors on sensory nerves to inhibit nociception in inflammation. Proc. Nat. Acad. Sci., USA 87 (1990) 5935

Spezielle Punktionstechnik der Wirbelsäulengelenke, des Iliosakralgelenks und epidurale Injektion

Amor, B., F. Delrieu, M. Dougados et al.: Rhumatologie 2ème éd. Maloine Paris 1990

Balan, E., S. Bursztein de Myttenaere, M. Heifetz: Retrospective study of epidural steroids in the management of lower back pain. Isr. J. Med. Sci. 29 (1993) 129

Barnsley, L., S. M. Lord, B. J. Wales et al.: Lack of effect of intraarticular corticosteroid for chronic pain in the cervical zygapophyseal joints. N. Engl. J. Med. 330 (1994) 1047

Barrett, J., D. N. Golding: Backache and Sciatica. MTP Press, Lancaster 1984

Bernau, A.: Nervenwurzel – und peridurale Blockaden an der Lendenwirbelsäule. Prakt. Orthop. 24 (1994): 33–41

Bisagni-Faure, A., S. Laoussadi, J. Moutounet, C. J. Menkès: A controlled study of lumbar epidural versus intrathecal injections of prednisolone acetate for the management of sciatica. Arthr. Rheum. 35 (1992) S185

Blotman, F., R. Trèves, B. Bannwarth, J. Bossy, B. Duplan, R. Ghozlan, P. Goupille, B. Lassale, M. Revel, Ph. Vautravers: Le traitement des lombalgies chroniques. Rev. Rhum. 61 (1994) 51S–64S

Carette, S., S. Marcoux, R. Truchon, Ch. Grondin, J. Gagnon, Y. Allard, M. Latulippe: A controlled trial of corticosteroid injections into facet joints for chronic low back pain. New Engl. J. Med. 325 (1991) 1002–1007

Chevrot, A.: Sciatique d'origine articulaire postérieure. Presse Méd. 17 (1988) 462

Cronen, M., S. D. Waldman: Cervical steroid epidural nerve blocks in the palliation of pain secondary to intractable tension-type headaches. J. Pain Sympt. Manag. 5 (1990) 379

Destouet, J. M., L. A. Gilula, W. A. Murphy: Lumbar fact injection. Radiology 145 (1982) 321–325

Eder, M., H. Tilscher: Schmerzsyndrome der Wirbelsäule. 4. Aufl. Hippokrates Verl., Stuttgart 1988

Frisch, H.: Manuelle Therapie. Springer Berlin 1985

Gerber, H.: Injektionstechnik an der Lendenwirbelsäule. Ther. Umschau 39 (1982) 8

Goupille, Ph., V. Fitoussi, P. Cotty, B. Fouquet, J. Laffont, J.-P. Valat: Arthro-infiltrations des articulations postérieures lombaires dans les lombalgies chroniques. Rev. Rhum. 60 (1993) 797–801

Graf, K. J., W. Tolksdorf, D. Laage: Die Therapie von Schmerzsyndromen der Wirbelsäule mit periduralen Kortikoiden. Schmerz 6 (1992) 105

Hsu, D., P. Fu, L. Gyermek, C. Lee: Plasma cortisol and ACTH profile after a single lumbar epidural dose of Triamcinolone in low back pain patients. Anesth. Analg. 78 (1994) Suppl. S165

Jackson, R. P., R. R. Jacobs, P. X. Montesano: Facet joint injection in low-back pain. A prospective statistical study. Spine 9 (1988) 966

Kaiser, H., H. Hatz: Kortikoidinjektion ins Iliosakralgelenk. Cortison Spiegel 2 (1993) 7

Kassimos D., J. Johnson, G. H. Kingsley: Lumbar epidural steroid injection (EDI) in sciatica: who benefits? Arthr. Rheum. 37, Suppl. (1994) 241

Kay, J., J. W. Findling, H. Raff: Epidural triamcinolone suppresses the pituitary-adrenal axis in human subjects. Anesth. Analg. 79 (1994) 501

Lehmann, L. J., V. S. Pallares: Subdural injection of a local anesthetic with steroids: complication of epidural anesthesia. South. Med. J. 88 (1995) 467–469

Lewinek, G., A. Carol, D. Warfield: Facet Joint degeneration as a cause of low back pain. Clin. Orthop. Rel. Res. 213 (1986) 216–222

Lilius, G., E. M. Laasonen, P. Myllynen, A. Havilainen, G. Gronlund: Lumbar facet joint syndrome. J. Bone Joint Surg. 71B (1989) 681–684

Luukkainen, R., M. Nissila, E. Asikainen et al.: Treatment of sacroiliac joint with intraarticular corticosteroid injection. Scand. J. Rheumatol. 24 (1995) 3 : 189

Lynch, M. C., J. F. Taylor: Facet joint injection for low back pain. J. Bone Joint Surg. 68 (1986) B: 138

Maigne, J. Y., A. Gourjon, R. Maigne: Taux de réussite des trois techniques d'injection épidurale. Rev. Rhum. 57 (1990) 575–578

Maillefert, J. F., S. Aho, M. C. Hugenin et al.: Effets systémiques des injections épidurales de dexaméthasone. Rev. Rhum. 62 (1995) 453–456

Marcelli, C., L. Simon: Ponction, biopsie et infiltration de l'articulation sacro-iliaque. In: Simon, L., Ch. Hérisson: Pathologie de l'articulation sacro-iliaque. Masson Paris 1992

Marks, R. C., T. Houston, T. Thuzlbourne: Facet joint injection and facet nerve block: a randomised comparison in 86 patients with chronic low back pain. Pain 59 (1992) 325

Mathis, C., F. Horréard, J. M. Ducloux, A. Prost: Etude en double aveugle contre placebo de la cortico-thérapie intra-sacro-iliaque: Efficacité dans les sacro-iliites rhumatismales. Rev. Rhum. 59 (1992) 607

Maugars, Y., C. Mathis, F. Horréard, J. M. Ducloux, A. Prost: Etude en double aveugle contre placebo de la corticotherapie intra-sacro-iliaque: Efficacite dans les sacro-iliites rhumatismales. Rev. Rhum. 59 (1992) 607

Maugars, Y., Ch. Mathis, Ph. Vilon, A. Prost: Corticosteroid injection of the sacroiliac joint in patients with seronegative spondylarthropathy. Arthr. Rheum. 35 (1992) 564–568

Nelson, T. W., J. M. Conray, J. E. Mahaffey, J. D. Baker: Epidural steroids: current use and controversy. South. Med. J. 82 (1989) 89

Park, W.: The place of radiology in the investigation of low back pain. Clin. Rheum. Dis. 6 (1980) 93

Revel, M.: Les choix thérapeutiques actuels dans la sciatique par hernie discale. Rev Méd Interne 15 (1994): 135–143

Revel, M. E., V. M. Listrat, X. J. Chevalier et al.: Facet joint block for low back pain. Arch. Phys. Med. Rehabil. 73 (1992): 824–828

Ridley, M. G., G. H. Kingsley, T. Gibson, R. Grahame: Outpatient lumbar epidural corticosteroid injection in the management of sciatica. Br. J. Rheumatol. 27 (1988) 295

Rosen, C. D., N. Kahanovitz, R. Bernstein, K. Viola: A retrospective analysis of the efficacy of epidural steroid injections. Clin. Orthop. 228 (1988) 270

Schleifer, J., G. Fenzl, A. Wolf, K. Diehl: Behandlung des lumbalen Facettensyndroms durch CT-gesteuerte

Infiltration der Zwischenwirbelgelenke. Radiologe 34 (1994) 666
Sellier, N., C. Vallée, A. Chevrot: Arthrographie articulaire vertébrale posterieure lombaire. J. Radiol. 67 (1986) 497–506
Vadeboncoeur, R., P. C. Milette, M. M. Nistor: De l'intérêt diagnostique et thérapeutique des infiltrations dans le syndrome facettaire vertébral. Union Méd. Can 115 (1986) 458–462
Vallée, C., B. Rousselin, M. D. Chancelier et al.: Ponction de l'articulation sacro-iliaque sous contrôle télévisé. In: Simon, L., Ch. Hérisson: Pathologie de l'articulation sacro-iliaque. Masson Paris 1992
Vinceneu, Ph., P. P. Lasserre, M. Grossin: Technique de ponction-biopsie peructanée au trocart de l'articulation sacro-iliaque. Rev. Rhum. 48 (1981) 93–94
White, A. H., R. Derby, G. Wynne: Epidural injections for the diagnosis and treatment of low-back pain. Spine 5 (1980) 78

Injektions- bzw. Infiltrationstherapie bei Weichteilerkrankungen

Anderson, B., S. Kaye: Treatment of flexor tenosynovitis of the hand ("trigger finger") with corticosteroids. Arch. Intern. Med. 151 (1992) 153
Anderson, B., R. Manthey, M. C. Brouns: Treatment of the Quervain's tenosynovitis with corticosteroids. Arthr. Rheum. 34 (1991) 793
Bard, H., Cl. Perez: Bursites et Bursopathies. In: DeSèze, S. et al.: L'actualité rhumatologique 1991. L'Expansion, Paris 1991
Babu, S. R., Britton, J. M.: The role of steroid injection in the managment of carpal tunnel syndrome. J. Orthop. Rheumatol. 7 (1994) 59–60
Cairoui, B.: Tennis elbow et golfer's elbow. Méd. et Hyg. 46 (1988) 3520–3522
Ching, D. W., J. P. Petrie, P. Klemp et al.: Injection therapy of superficial rheumatoid nodules. Br. J. Rheumatol. 31 (1992) 775
Dasgupta, B., J. Bowles: Scintigraphic localization of steroid injection site for plantar fasciitis. Br. J. Rheumatol. 34, Abstr. Suppl. 1 (1995) 42
Denis, A., Cl. Huber-Levernieux, M. C. Voisin: Nouveau regard sur la métatarsalgie de Morton. In: de Sèze, S.: L'Actualité rhumatologique 1983. L'Expansion scientifique, Paris 1984
Denis, A., Cl. Huber-Levernieux: Les bursites du talon postérieur. In: DeSèze, S. et al.: L'actualité rhumatologique 1980. L'Expansion, Paris 1980
Dureja, G. P., Gulaya, V., T. S. Jayalakshmi, P. Mandal: Management of meralgia paresthetica: a multimodality regimen. Anesth. Analg. 80 (1995)
Eustace, J., D. Brophy, R. Gibney, B. Bresnihan, O. Fitzgerald: Comparison of the accuracy of steroid placement with clinical outcome in patients with shoulder symptoms. Br. J. Rheumatol. 34, Abstr. Suppl. 1 (1995) 41
Fraunhoffer, M., A. Reichelt: Das Supraspinatussyndrom. Therapiewoche 35 (1985) 326–336
Janeck, Ch.: Extraartikuläre Steroidinjektionen bei Erkrankungen der Hand. Klin. J. 5 (1984) 42
Kraemer, B. A., V. L. Young, C. Arfken: Stenosing flexor tenosynovitis. South. Med. J. 83 (1990) 806–811
Lambert de Cursay, G.: Méralgie paresthésique Rev. Prat. (Paris) 8 (1994) 250: 29–30
Larsson, L.-G., J. Baum: Bursitis-syndrome. Eular Bull. 2 (1989) 54
Laurent, E. A. Durey: Traitements locaux des enthésopathies. In: Simon, L., Ch. Hérisson: Pathologie des insertions et enthésopathies. Masson, Paris 1991
Mahler, F., D. Fritschy: Le point sur le rôle des injections locales de corticostéroïdes dans les ruptures du tendon d'Achille. Méd. et Hyg. 51 (1993) 1888–1892
Menninger, H., K. Hiemeyer: Häufige Tendomyopathien-Diagnostik, Differentialdiagnose und Therapie. In: Zeidler, H.: Rheumatologie. Urban und Schwarzenberg 1989, 607
Moll, J. M. H.: Managements of rheumatic disorders. Chapman and Hall, London 1983
Price, R., H. Sinclair, I. Heinrich, T. Gibson: Local injection treatment of tennis elbow – Hydrocortisone, triamcinolone and lignocaine compared. Br. J. Rheumatol. 30 (1991) 39–44
Read, M. T., S. G. Motto: Tendo achillis pain: steroids and outcome. Br. J. Sports Med. 26 (1992) 15–21
Reichelt, A.: Behandlung bei „Sehnenscheidenentzündung". Dtsch. Med. Wschr. (1989) 155
Saraux, A., D. Baron, P. LeGoff: Le devenir du syndrome du canal carpien. Rev. Rhum. 61 (1994) 3–8
Simon, L., Ch. Hérisson, J. Rodineau: Pathologie des insertions et enthésopathies. Masson, Paris 1991
Thornhill, T.: Shoulder pain. In: Kelley W. N., Harris, E. D. Ruddy, S. et al.: Textbook of rheumatology. 4. ed. Saunders Philadelphia 1993
Vischer, T. L.: Lokalisierte Schmerzsyndrome in der Rheumatologie. Teil 1 und 2. Sandoz, Basel 1979
Zeidler, H.: Behandlungsmaßnahmen beim Weichteilrheumatismus. Therapiewoche 35 (1985) 1270
Zuckerman, J. D., R. J. Meislin, M. Rothberg: Injections for joint and soft tissue disorders: When and how to use them? Geriatrics 45 (1990) 45–55

Sachregister